에코데믹, 끝나지 않는 전염병

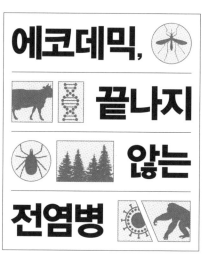

에코데믹, 끝나지 않는 전염병

마크 제롬 월터스 지음 | 이한음 옮김

책세상

차례

들어가는 말 ■

● ● ●

우리 도시에 기이한 새 질병이 돌고 있다는 사실을 처음 알게 된 것은 《뉴욕타임스》를 읽고서였다.[1] 1999년 가을이었는데, 내 맨해튼 사무실에서 이스트 강 바로 건너편에 사는 몇몇 노인들이 이름 모를 병에 걸려 퀸스에 있는 플러싱 병원 의료 센터에 입원했다는 기사였다. 그들은 잘 걷지 못했고, 정신이 혼미했으며, 혼수 상태에 빠진 사람도 있었다. 서너 명은 곧 숨을 거두었다.[2] 거의 한 달이 지나서야, 환자들이 외래 바이러스에 감염되어 뇌에 염증이 생겼다는 사실이 밝혀졌다. 그리고 오래지 않아 병의 정체가 드러났다. 웨스트나일뇌염West Nile encephalitis. 원래 우간다에서 발생하던 병이 서구 세계에 처음으로 모습을 드러낸 것이다.

곧 맨해튼에서 통근 열차로 한 시간 거리에 있는 내가 사는 뉴저지 북부 근처에서도 병에 걸린 사람이 나타났다. 몇 달 전만 해도 거의 들어본 적이 없는 치명적인 질병이 갑자기 집 근처에서 튀어나왔다고 생각하니 두려웠다. 혹시 1300년대에 유럽 인구의 3분의 1을 쓸어버린 흑사병이나, 내 부모님이 살던 시대인 1918~19년에 적어도 2천만 명을 죽음으로 이끈 스페인 독감 같은 것이 시작된 것은 아닐까?[3] 나는 수의사인 만큼 몇몇 치명적인 것들을 포함해서 질병들에 익숙한 편이다. 하지만 아무리 의학 지식을 갖추었다고 해도 바로 곁에서 튀어나온, 목숨을 위태롭게 하는 새로운 질병에는 대처할 준비가 되어 있지 않았다.

당시 나는 웨스트나일바이러스를 예외적인 사례로 치부하고 싶었다. 그러나 문제는 그것이 내 평생에, 더 나아가 내 도시에 새로 나타난 첫 질병이 아니며, 더구나 마지막 질병도 아닐 것이라는 점이었다. 어떤 질병은 먼 나라에서 벌어지는 신기한 사건인 양 여겨지는 반면, 직접 겪으면서 매일매일 걱정해야 하는 질병도 있다. 1970년대 중반까지만 해도 전혀 알려지지 않았던 라임병은 이제 내가 사는 모리스 카운티의 풍토병이 되어 있다. 그리고 모르는 사람이 거의 없을, 적어도 뉴욕 시에 사는 사람들은 모두 알고 있을 정도로 널리 알려진, 전 세계에 퍼져 있는 치명적인 질병인 에이즈(HIV/AIDS)도 있다. 게다가 내가 과학 문헌에서나 보았던 광우병 같은 질병들도 이제 슈퍼마켓에서 함께 물건을 고르는 사람이나 비행기 옆자리에 앉은 사람에게서 볼 수 있을 것 같기도 하다.

더 최근인 2002년 11월에는 중국 광둥성에서 새로운 호흡기 질환이 나타나 몇백 명을 감염시켰다. 이 치명적이고 전염성이 강한 폐렴(중증급성호흡기질환, 사스SARS라고 불리게 된다)은 국제 항공 여행객들을 통해 급속히 퍼져나가 한 달 만에 미국, 캐나다를 포함해 거의 20개국에서 환자가 발생했다.[4] 조지아 주 애틀랜타에 있는 미국 질병통제예방센터(CDC) 소장인 줄리 게버딩은 이렇게 경고했다. "우리는 앞으로 훨씬 더 커질 수 있는 문제의 초기 단계를 보고 있는 것인지 모른다."[5]

홍콩과 CDC의 연구자들은 곧 이 병의 감염 매개체가 감기를 일으키는 바이러스와 관련이 있다는 것을 알아냈다.[6] 그리고 유전자 분석 결과를 토대로, 이 코로나바이러스가 인간이 아닌 동물에서 온 것일 가능성이 높다고 결론을 내렸다.[7] 수의사 교육을 받은 사람이라면 누구나 지난 30년 동안 발견된 새로운 인간 질병들 중 거의 75퍼센트가 야생동물이나 가축에게서 전파되었다는 것쯤은 알고 있으므로, 나는 이 조사 결과에 그다지 놀라지 않았다.[8] 그렇다고 걱정이 줄어드는 것은 아니었다. 우리는 소에게서 천연두를 받고, 말에게서 감기를 받은 것을 비롯해 오래 전부터 다른 동물들에게 수많은 질병을 얻어왔다.[9]

야생동물은 질병 유발 가능성이 있는 바이러스들을 대단히 많이 보관하고 있는 일종의 창고이며, 그 미생물들 중에는 어느 날 갑자기 인간사에 등장한 뒤에야 겨우 정체가 드러나는 것들도 많다. 게다가 어떤 바이러스가 인간에게만 있는 것이 아니라 다른 동물들에게도 있다면, 그것을 박멸할 방법은 거의 없다고 봐야 한다.[10] 우

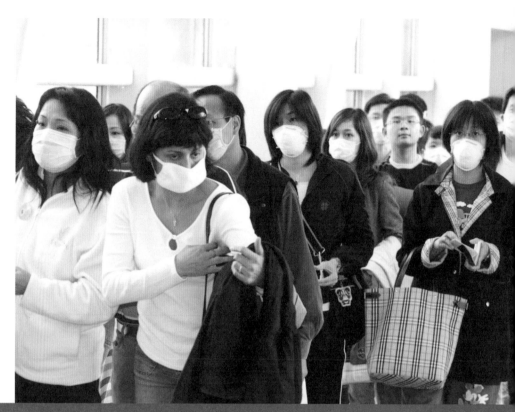

사스가 전 세계에 확산되어 위기감이 높았던 2003년 4월, 홍콩에서 출발한 항공기를 타고 내린 승객들이 마스크를 쓴 채 인천 공항으로 입국하고 있다. ⓒ연합뉴스

리가 할 수 있는 최선의 방법은 그 동물 창고들을 파악하고 우리 자신과 그 종 사이에 놓여 있는 자연적인 경계선들을 보존함으로써 우리 자신을 보호하는 것뿐이다. 게다가 에볼라 출혈열 같은 대단히 이질적인 질병은 아직 언급조차 하지 않았다. 이 병은 지난 20년 동안 수단과 자이레의 사람들과 일부 야생동물들에게 주기적으로 발생해왔으며, 지금도 발생하면 피해가 막심하다. 에볼라바이러스에 감염되면 대개 몸속에서 대량 출혈이 일어난다. 웨스트나일바이러스가 뉴욕에 출현하기 10년쯤 전에, 에볼라바이러스에 감염된 원숭이 몇 마리가 버지니아 주로 수입된 적이 있었다.[11] 미국에서 최초로 이 병에 걸린 사람들이 나올 수도 있는 상황이었다. 다행히 원숭이들을 재빨리 격리하고 바이러스도 찾아냄으로써, 사육사들이 감염되는 것을 막을 수 있었다. 하지만 이 사건은 중요한 사실을 일깨워주었다. 때로는 치명적이기까지 한 수많은 새로운 전염병들이 문을 열어달라고 마구 두드려대고 있다는 것을 말이다. 그리고 이미 문을 통과한 것들도 있다.

하지만 1960년대 말에 미국 공중위생국장이 이미 선언하지 않았던가? 미국인들이 "전염병을 끝장낼" 수 있는 시기가 도래했다고 말이다.[12] 기적 같은 현대 의학이 전염병과의 전쟁을 거의 끝낸 것이 아니었던가?

사실 그로부터 30년이 더 지난 지금도 전염병은 여전히 세계 인구 세 명당 한 명 이상을 죽음으로 내몰고 있다. 세계보건기구(WHO)가 1999년에 펴낸 보고서에는 이렇게 쓰여 있다. "정복한 듯

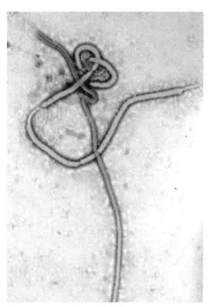
에볼라바이러스의 전자 현미경 사진.

이 보였던 질병들이 다시 위세를 떨치고 있다. 어떤 것들은 과거에 안전하다고 여겨졌던 지역을 강타하고 있으며, 약물에 내성을 획득하는 바람에 사실상 퇴치가 불가능한 전염병들도 있다."[13] 심지어 미국 중앙정보국(CIA)도 전염병의 부활에 우려를 표했다. 2000년 CIA는 전염병의 출현이 "국내외의 미국인들을 위협하고, 해외에서 작전을 수행하는 미군들을 위험에 빠뜨리고, 주요 국가와 지역에서 사회적 정치적 불안을 가속화함으로써 다음 20년 동안 미국과 전 세계의 안보를 위협할 것"이라고 예측했다.[14] 이 예측은 2003년 4월 베이징에서 자동차로 두 시간 거리에 있는 차구강 마을의 주민 만여 명이 폭동을 일으킴으로써 일부 실현되었다. 이 마을에 사스 환자 수용시설을 만든다는 소문이 퍼지자 주민들이 임시 병실로 지정된 학교 건물을 습격한 것이다.[15] 곧이어 중국 곳곳에서 사스 폭동이 잇따랐다.

과학자들은 이렇게 세계적으로 늘어나는 전염병이 두 가지 일반적인 경향을 보이고 있다고 말한다. 첫째는 과거에 통제했다고 믿은 옛 질병들이 다시 나타나고 있으며, 일부는 새로운 지역에서 발생하고 있다는 것이다. 오래된 질병인 말라리아는 최근 들어 동아프리카를 비롯한 여러 지역에서 환자 수가 급격히 늘어나고 있다. 모기를 통해 전파되는 이 병은 매년 거의 2천만 명을 죽음으로 내몬다.[16] 희생자의 절반은 다섯 살 이하의 아이들이다. 이 병원체 중에는 주된 말라리아 치료제인 클로로퀸에 내성을 획득한 것들도 있다.[17] 또 이 병은 없어졌다고 생각했던 지역들에서도 다시 나타나고 있다. 2002년 버지니아 주 라우던 카운티에서 열다섯 살 된 소년과 열아홉 살 된 여성이 집 근처에서 모기에 물려 말라리아에 걸렸다. 미국에서 사람과 모기에게서 말라리아가 검출된 것은 적어도 20년 만에 처음이었다.[18] 세계적으로 보면, 지구 온난화와 삼림 파괴로 모기가 산란할 장소가 더 늘어남으로써 말라리아 발병률이 더 증가한 지역들도 있다.[19]

2002년 열대의 낙원인 하와이 마우이 섬에서 50여 년 만에 처음으로 뎅기열 환자가 발생했다.[20] 모기에 물려 감염되는 이 바이러스는 갑작스런 고열과 심한 두통, 근육과 관절의 통증, 구토, 발진을 일으킨다. 목숨이 위험해지는 경우도 있다.

다른 많은 사람들과 마찬가지로, 나도 이런 질병의 증가가 단지 검출 방법이 개선됨으로써 나타난 현상에 불과하다고 치부하고 싶은 유혹을 느꼈다. 그저 연구자들이 이전의 엉성한 조사 방법으로는 미처 밝혀내지 못했던 질병들을 찾아낸 것이 아닐까? 불행히도 현실은 이런 낙관론을 뒷받침하지 않는다.

마찬가지로 불길한 두 번째 경향은 새로운 질병들이 출현하고 있다는 것이다. WHO는 1980년 이래 에이즈를 비롯한 새로운 질병들이 30종 이상 늘었다고 파악하고 있다. 1980년에서 1992년 사이에, 미국에서 에이즈는 치명적인 전염병 환자의 수를 60퍼센트나 증가시켰다.[21] 30년 전만 해도 전혀 알려지지 않았던 에이즈는 2003년까지 전 세계에서 2천만 명이 넘는 사람들에게 죽음을 안겨주었고 5천만 명을 감염시켰다. 이 병은 지금도 계속 퍼져나가고 있다. 오래된 질병인 결핵도 매년 2천만 명을 죽음으로 내몰고 있다. 게다가 최근에는 예전부터 이 병 치료에 널리 쓰여온 항생제들 중 적어도 두 가지에 내성을 지닌 새로운 결핵균들이 출현했다.

1976년에 처음 알려진 라임병은 지금은 미국에서 진드기 같은 '매개체'로 전파되는 질병 중에서 가장 흔한 것이 되었다. 그리고 광우병과 그것이 인간에게 전이된 형태인 변종 크로이츠펠트-야코프병(vCJD)이 있다. 광우병은 1980년대에 갑자기 영국에서 출현했다. WHO의 목록에는 이 밖에 니파바이러스 독성쇼크증후군, 카포시육종바이러스, C형 간염, 독성을 띤 대장균 균주 등 덜 알려진 새로운 질병과 병원체들도 있다.[22] 1900년 이래로 항생제나 위생 환경 개선 같은 수단들이 전염병 사망자의 수를 낮추는 데 기여하긴 했지만, 이런 접근 방법은 전염병을 끝장내는 것과는 거리가 멀었다. 오히려 우리는 전염병의 역사를 완전히 새로 쓰고 있다.

이렇게 새로운 질병이 출현하는 현상은 처음에 알려진 것보다 더 폭넓게 나타나고 있다. 1980년대부터 전 세계에서 개구리를 비롯한 양서류가 급격히 줄어들고 있는데, 여기에는 새로운 전염병들도 한몫하고 있다. 전염병은 가재, 바다표범, 꿀벌, 늑대, 고릴라, 프레리도그, 흰족제비, 펭귄, 달팽이, 뱀, 들개, 도롱뇽, 펠리컨, 캥거루 등 수많은 종에 심각한 피해를 입히고 있다.[23] 일부 종은 감염으로 말미암아 멸종 위기에 몰려 있는 상태다. 에볼라 출혈열은 전세계에 얼마 남지 않은 야생 고릴라의 수를 급격히 줄이고 있다. 세계의 많은 바다거북 종들도 바이러스가 원인인 듯한 암에 걸려 멸종 위기에 놓여 있다. 또 미국 서부의 야생 사슴과 말코손바닥사슴에게는 광우병과 비슷하게 뇌를 파괴하는 만성소모성질환이 퍼지고 있으며, 이 병은 자칫하면 미국 동부에 사는 흰꼬리사슴에게까지 전파될 수 있다.[24]

누구나 이런 이야기들을 조금씩은 들어보았겠지만, 우리는 전체 이야기를 거의 고려하지 않은 채 단편적으로 들은 사항들을 가지고 이해하는 경향을 보인다. 어쩐 일인지 우리는 전체 그림에서 가장 중요하지 않은 부분들만 보고 있다. 대중 매체는 대개 새 질병과 맞서 싸우는 전투만을 따로 떼어내 다룰 뿐, 수많은 새로운 질병들을 아우르는 더 큰 이야기인 생태학적 이야기는 거의 하지 않는다. 이 더 큰 이야기는 인간과 동물들이 새로운 질병에 희생당하고 있다는 식으로 단순하게 말하지 않는다. 오히려 우리가 자연 환경에 급격한 변화를 야기함으로써 많은 질병을 일으키거나 악화시키고 있다고 말한다. 우리는 이렇게 생태적 변화와 밀접하게 연관된 새로운 전염병들을 'Ecodemic', 즉 '생태병' 또는 '환경전염병'이

라고 부르는 것이 옳을지 모른다.[25]

　현대의 집약 농업, 삼림 벌채, 지구 기후 변화, 질병을 전파하는 작은 동물들의 수를 억제해왔던 많은 포식자들의 제거……. 이런 환경 변화들이 모두 질병 증가에 기여한 요인들이다. 그리고 세계 여행과 무역의 증가도 많은 질병을 빠르게 전파할 수 있다. 이런 생각을 괜한 걱정꾼의 상상이라고 보면 안 된다. 이 개념은 진화론과 전염병학의 영역에서 정설로 빠르게 자리를 잡아가고 있다. 뉴욕주 팰리세이즈에 있는 보존의학협회 사무국장인 저명한 과학자 피터 대스잭은 이 점을 이렇게 표현했다. "새로운 전염병 어떤 것이든 내 눈앞에 내놓아보세요. 인간이 일으킨 환경 변화가 그것을 야기했거나 악화시켰다는 것을 보이겠습니다."[26]

　환경 변화와 인간의 행동은 오래 전부터 전염병을 키우는 역할을 해왔다. 윌리엄 맥닐 같은 역사가들은 약 1만 년 전부터 대규모 전염병이 인류 전체를 휩쓴 일이 몇 차례 있었다고 본다.[27] 첫 번째는 정착 농업이 시작되고 인간이 소를 비롯한 가축들과 긴밀하게 접촉함으로써 미생물들이 인간에게로 넘어올 수 있는 새로운 다리가 마련되어[28] 천연두, 홍역, 나병 같은 질병의 발생이 증가한 것이다.

　그 뒤 약 2,500년 전, 자리를 잡은 문명 중심지들 간에 접촉이 늘어나 질병의 전파와 출현을 위한 새 길이 열림으로써, 두 번째로 전염병이 세계를 휩쓸었다. 세 번째는 세계 탐험이 늘어나면서 아프리카, 아메리카, 태평양 지역에 살던 토착민들이 외부에서 유입된 전염병들에 희생당한 것이다.[29]

다행히도 19세기 말 내내, 그리고 20세기 거의 전 기간에 걸쳐 전염병이 크게 줄어들어 많은 사회는 행복한 시기를 보냈다. 상대적인 균형이 이루어진 것이 주된 이유였다. 즉 각 사회는 오래된 질병들 가운데 많은 것들에 면역 능력을 획득했고, 그것들을 통제할 수 있도록 생활 방식을 조정했다. 그러나 불행히도 이런 미생물학적 평화의 시대는 오래 가지 못했다. 인류가 일으킨 전례 없는 규모의 생태적 사회적 변화는 전염병을 불러왔고, 그 결과 지금 인류는 전염병의 네 번째 시기에 들어서고 있는 듯하다.[30]

비록 피해의 규모는 달라져왔을지언정, 불안정한 시대가 닥칠 때 전염병을 불러일으키는 생물학적 원리에는 변함이 없다. 종들은 생존을 위해 서로 경쟁하며, 포식자와 먹이 사이에도 경쟁이 벌어진다. 질병을 일으키는 바이러스와 세균이 인간이나 다른 포식자보다 결정적으로 유리해지면, 건강이 나빠지고 더 나아가 전염병이 발생할 수 있다.

인간이든 야생동물이든 가축이든 간에 포유동물들은 같은 '질병 격자망disease grid'의 많은 부분을 공유하고 있다. 병을 일으키는 생물의 종류가 종마다 다를지 몰라도, 그 병원체들은 친척 관계에 있을 때가 많다. 이것은 병원체가 큰 유전적 변화 없이도 한 종에서 다른 종으로 옮겨 갈 수 있다는 뜻이다.

생명체들은 이 경쟁 세계에서 살아남기 위해 두 가지 기본적인 번식 방법을 진화시켜왔다. 생물학자들은 그것을 'r' 전략과 'K' 전략이라고 부른다. 두 방법은 각각 빠르게 변화하는 환경과 상대적으로 안정한 환경이라는 서로 다른 두 환경에 맞춰진 것이다. 가뭄, 결빙, 태풍, 화재, 홍수처럼 예측할 수 없게 끊임없이 변하는 환경에서 다음 세대를 생산할 수 있는 가장 좋은 방법은 자손을 많이 낳아 세상으로 내보내 가장 뛰어난 자손들이 살아남기를 바라는 것이다. 자손을 더 많이 낳을수록, 누군가 살아남을 가능성은 더 커진다. 이런 생존 방식이 도박 같을지는 모르지만, r 전략가인 종은 주사위를 거의 무한히 굴려왔다. 따라서 세균과 바이러스처럼 급속히 번식하는 수많은 작은 생물들이 r 전략을 채택하고 있는 것도 놀랄 일은 아니다. 라임병, 에이즈, 웨스트나일뇌염 같은 질병을 일으키는 감염 매개체들은 모두 r 전략가로 간주할 수 있다. 곤충 같은 다른 질병 매개체들 중에도 r 전략가가 많다.

반면에 큰 동물들은 K 전략가가 되는 경향을 보인다. 그들은 자손을 적게 낳아 번식할 나이가 될 때까지 키우고 보호한다. K 전략가들은 번식 에너지를 대량 생산이 아니라 소수를 돌보는 데 쓴다. 물론 이런 전략은 합리적으로 예측할 수 있고 안정한 환경에서만 제대로 들어맞는다. 번식 측면에서 볼 때, 부모가 잠복한 위험과 급작스런 환경 변화에 휘둘릴 가능성이 높은 예측 불가능한 세계로 겨우 자손 몇을 내보내 그들을 키우고 보호하는 데 전력을 쏟는 것은 낭비일 것이다.

번식 전략은 우리 인간이 자신이 살고 있는 자연 환경을 대할 때 택하는 또는 택해야 하는 방법과도 깊은 관련이 있다. 우리는 K 전략가이므로, 생태 환경이 우리 종이 진화해온 범위 내에서 안정한 상태로 유지되도록 세심하게 보호해야 한다.

물론 그 사이에 기후, 육상 경관 같은 환경의 각 측면들은 자연히 변해갈 것이다. 하지만 그런 변화는 수천 년, 수십만 년에 걸쳐 서서히 일어남으로써, 포유동물들에게 서서히 적응할 기회를 주는 경향을 보여왔다. 그러나 현재의 많은 변화들은 한 사람이 살면서 모두 겪을 만큼 짧은 기간에 급속히 일어나고 있다. 인간과 마찬가지로 다른 많은 대형 포유동물들도 오랜 기간 상대적으로 안정한 지구 환경에 적응하고 그 속에서 진화해왔다. 우리 K 전략가들에게는 이 상태가 딱 맞는다. 아니, 적어도 최근까지는 그래왔다.

지난 한 세기 남짓 인류는 지구 환경과 자연의 순환 과정을 대규모로 파괴함으로써, 생태학적 안정성이라는 보금자리에서 자기 자신을 내쫓는 위험한 일을 저질러왔다. 이런 급속한 변화는 우리의 오랜 진화적 정적들을 비롯한 r 전략가들의 힘을 점점 더 강화하는 역할을 하고 있다. 우리가 만들고 있는 그 불안정한 환경에 아주 잘 적응한 번식 전략을 지닌 세균과 바이러스 같은 작은 다산성 생물들 말이다. 우리 인류는 진화적 홈그라운드의 이점을 스스로 박탈하고 있는 중이다. 새로운 질병이 갑작스럽게 쇄도한다는 징후가 있다면, 그것은 미생물 포식자들이 그 불안정성을 철저히 활용하고 있다는 뜻이다.

물론 사실 생태 이론은 산뜻하게 들어맞는 경우가 거의 없다. 때때로 r 전략가가 K 전략을 채택하기도 하며, 급격히 변화하는 환경이 무엇을 말하는지도 논란거리가 될 수 있다. 게다가 r 전략가들이 모두 나쁜 것만은 아니다. 우리 같은 포유동물들은, 소화기관을 비롯한 몸의 각 부위에 살면서 위험한 세균들을 억제하는 유익한 세균들에게 도움을 받고 있다. 세균은 경작에 필요한 토양을 만드는 데 기여하며, 그 밖에도 꼭 필요한 수많은 생태학적 기능들을 수행하고 있다. 그렇지만 생태 파괴가 우리 같은 커다란 동물들을 희생시켜 질병을 유발하는 생물들에게 더 좋은 기회를 줄 수 있다는 것을 보여주는 사례들이 몇 건 있다.

니파바이러스는 1999년 말레이시아에서 처음 발견된 곳의 이름을 딴 것이다.[31] 이 바이러스에 감염되면 고열과 근육통을 비롯해 독감에 걸린 것과 비슷한 가벼운 증상이 나타난다. 하지만 뇌염으로 진행되어 발작을 일으키고 혼수상태에 이르는 환자들도 있으며, 이들 중 절반은 죽음을 맞이한다.

니파바이러스의 천연 창고는 동남아시아의 큰과일박쥐다. 니파바이러스는 이 박쥐에게는 아무런 해도 입히지 않는다. 대규모로 떼를 지어 다니는 '나는 여우'라는 별명을 가진 이 박쥐들은 대개 여기저기 흩어져 살면서 야생에서 열리는 과일을 먹는다. 그런데 1980년대 이후 동남아시아 지역에서 벌목과 농경지 확장이 계속되면서 박쥐가 살던 숲들이 사라져버렸다. 1997년과 1998년, 보르네오와 수마트라에서 사람이 숲에 놓은 불이 엘니뇨에 따른 가뭄에 힘입어 번지면서, 동남아시아의 넓은 지역을 두꺼운 연무로 뒤덮었다. 이렇게 불, 비정상적인 가뭄, 숲 파괴가 결합되자 야생 과일의 생산량이 크게 줄어들었다. 큰과일박쥐들은 먹이를 찾아 북쪽으로 이주할 수밖에 없었고, 결국 말레이시아 반도의 돼지 농장들 근처 과수원들에 정착했다. 그리고 이들에게 묻어 온 바이러스들은 이들의 침입에 대비할 준비가 되어 있지 않은 면역계를 지닌 새로운 종들을 공격했다. 백 명이 넘는 사람들이 죽었고, 말레이시아 돼지 산업은 몰락했다. 이 지역에서 그 바이러스는 어쩌다가 한 번씩 다시 출현할 뿐이지만, 치사율이 높아 공중 보건에 심각한 위협이 되고 있다.

갑작스러운 환경 변화가 질병을 일으키는 생물들에게 혜택을 준 사례는 무수히 많다. 1990년대 초 수수께끼의 전염병이 발생해 노스캐롤라이나 주 해안에서 10억 마리가 넘는 물고기들이 몰살당한 일이 있다. 과학자들은 이 몰살을 일으킨 것이 작은 수생 생물인 피에스테리아 피스키키다Pfiesteria piscicida라는 쌍편모조류임을 밝혀냈다.[32] 이 '지옥에서 온 세포'는 원래부터 있던 것이었지만, 그것이 피해를 일으켰다는 것은 확실했다. 그 뒤 연구자들은 많은 물고기들이 떼를 지어 피에스테리아 옆에서 헤엄을 치면, 이 쌍편모조류가 강력한 천연 독성 물질을 분비한다는 것을 알아냈다.

노스캐롤라이나 주립대학의 해양생물학자 조앤 버크홀더 연구진은 피에스테리아가 해변에 있는 돼지 농장과 기타 집약 농업 시설에서 버려지는 폐기물로 심하게 오염된 물에 주로 나타난다는 것을 밝혀냈다. 오염된 강이나 강어귀에 더 많이 우글거리는 점을 볼 때, 이 미생물은 오염된 물을 이용하는 것이 분명하다. 그런 곳에서 이들은 물고기를 공격한다. 몇몇 어부들은 배를 타다가 독성 물질을 함유한 에어로졸에 노출되었는지, 피에스테리아가 많이 나타난 수역 근처에서 고기를 잡고 나면 현기증이 나는 등 몸이 아팠다고 했으며, 연구실 수족관에 있는 물고기로 피에스테리아를 배양하던 과학자들 중에도 심하게 앓는 이가 몇 명 나타났다.

생태 변화와 인간 전염병 발생의 관계가 더 상세히 규명된 사례는 라임병이다. 라임병은 발병 사실이 처음 알려진 미국 코네티컷주 올드라임 마을의 이름을 딴 것이다.[33] 이 병은 감염된 진드기에 물려 전파되는데, 치료를 하지 않으면 사람과 말이나 개 같은 동물들에게 관절염을 비롯한 여러 증상을 일으킬 수 있다. 라임병은 사람이 포식자-먹이 관계를 불안정하게 만드는 바람에 의도하지 않았던 결과가 발생한 고전적인 사례이다.

미국 동부의 숲은 벌목이 잦고 단기간에 급속히 조각난 곳이다. 그 결과 생쥐와 사슴의 수가 크게 늘어났다. 이 두 종은 털 속에 감염 매개체인 진드기를 싣고 다님으로써 라임병을 전파하는 데 기여한다. 서식지가 사라지자 여우, 부엉이, 독수리, 코요테 같은 포식자들이 줄어들면서 생쥐 같은 작은 설치류들은 혜택을 받았고, 인간 사냥꾼을 포함한 대형 포식자들이 없어지면서 사슴도 수가 급격히 늘어났다. 거기다 파괴된 숲 속에 집들이 들어서자 진드기들은 더 많은 사람을 물어 감염시켰다. 지난 30년 동안 미국 동부의 평균 기온이 따뜻했던 것도 라임병을 전파하는 진드기들의 확산에 한몫을 한 듯하다.[34]

미국, 유럽, 일본 같은 선진국에 사는 사람들도 이제 더 이상 새로운 질병이나 외래 질병, 치명적인 질병에 안전할 수 없다. 에이즈는 지구의 모든 지역을 침략하고 있으며, 인간광우병은 영국 전역에서 일상적으로 식탁에 오르는 고기를 통해 인간에게 옮겨졌다. 일부 지역에서는 라임병과 웨스트나일뇌염이 봄이나 여름에 도시, 교외, 숲으로 산책을 나선 사람들을 위협하고 있다.

나는 이 책에서 현대의 여섯 가지 질병 이야기를 통해 우리 인간이 현대의 전염병을 부양하는 역할을 하고 있다는 말을 하고자 한다. 1986년 영국의 소에서 처음 분리된 광우병은 희생자의 뇌에 치명적인 손상을 입힌다. 에이즈는 현대 인류의 가장 치명적인 천벌 목록 중에서 맨 꼭대기를 향해 올라가고 있는 중이다. 도무지 끝이 보이지 않는 목록의 정점을 향해서 말이다. DT104라고 알려진 새로운 살모넬라 균주가 일으키는 식중독은 기존의 살모넬라 식중독들을 치료하는 데 쓰여온 거의 모든 항생제에 내성을 지니고 있다. 이 세균은 대개 오염된 고기를 먹어 옮는다. 숲의 생태가 파괴되면 라임병 발생률이 증가한다. 생쥐를 통해 전파되는, 새로 발견된 한타바이러스는 남아메리카 서부를 비롯한 여러 지역에서 주기적으로 치명적인 질병을 일으킨다. 이런 양상은 지구의 기후 순환과 어느 정도 관련이 있다. 몇 년 전만 해도 미국에서 들어본 사람이 거의 없던 웨스트나일뇌염은 그 바이러스가 미국 대부분의 지역으로 널리 퍼짐에 따라 음울하긴 하지만 엄연한 삶의 현실이 되어가고 있다. 이 여섯 가지 질병은 조심성 없는 인류가 자신의 집인 자연계를 파괴함으로써 의도하지 않은 결과를 빚어낸 여섯 가지 우화이다.

이 여섯 가지 질병은 각각을 더한 것보다 훨씬 더 큰 생태학적 전체를 이루고 있으며, 이 질병들에 영향을 받은 사람들이 상대적으로 얼마 안 된다는 차원을 넘어 훨씬 더 큰 의미를 지닌다. 종합하면, 이런 전염병들은 의학의 기적 시대의 아이들인 우리가 살아가는 방식, 생각하는 방식, 우리가 받아들이고 있는 가정들을 깊이 성찰하도록 만든다. 현대 의학은 수명을 늘리고 고통을 덜어주긴 했지만, 동시에 우리가 자연 세계와, 즉 날씨, 숲, 삶과 죽음의 순환과 동떨어져 있거나 그 위에 군림하고 있다는 매우 위험한 환상을 심어주었다. 단순하게 말하면, 이 책에서 설명한 여섯 가지 질병은 어떤 의료 기술도 우리가 점점 더 r 전략가의 세계로 빠져들고 있는 K 전략가라는 사실로부터 우리를 구원할 수 없음을 상기시켜준다. 우리는 윌리엄 맥닐의 말처럼, 인간이 "생태계와 생태계의 한계에서 결코 달아날 수 없을 것"이라는 심금을 울리는 발견과 다시 한번 대면해야 한다. "좋든 싫든 간에, 우리는 먹고 먹히는 먹이 사슬 속에 갇혀 있다. 그것은 삶의 조건이다."[35]

이런 깨달음은 결코 나쁜 것이 아니다. 건강의 근원인 생태계를 보존한다면, 우리는 다음 세대의 건강을 보호하는 입장에 서게 된다. 물, 숲, 화석 연료, 다른 종, 다른 천연자원들을 무분별하게 착취한다면, 우리는 소수의 경제적 이익을 위해 다수가 장기간 누려야 할 신체 건강을 희생시키는 짓을 계속하는 것이 된다. 사회적 평등, 연구, 예방 감시 체제, 현대 의학의 혜택을 강화하는 것도 그렇

지만, 자연 생태계를 보존하는 것도 인간뿐 아니라 많은 종들의 건
강을 향상시킬 수 있다. 인류의 건강은 우리만의 것이 아니다. 그리
고 불행히도 우리 모두가 지금 겪고 있는 전염병도 우리만의 것이
아니다.

Six Modern

and How We Are Causing Them

광우병 1

Plagues -

진보의 어두운 그림자

Six Modern Plagues- and How We Are Causing Them

1

● ● ●

　런던에서 남쪽으로 초록빛 골짜기와 부드러운 언덕을 이
리저리 가로질러 한 시간쯤 가면 웨스트서섹스의 미드허스트가 나
온다. 이 마을 어귀에는 바람에 흔들리는 자주색 수국류와 립스틱
처럼 붉은 제라늄들에 둘러싸인, 나무와 벽돌로 된 17세기에 지어
진 농가가 한 채 서 있다. 지의류로 뒤덮인 점토 타일 지붕과 비바
람에 씻긴 벽은 마치 땅에서 자라난 듯하다. 마당 구석구석마다 노
랗고 빨간 꽃들이 피어 있고, 무성한 목초지와 오래된 석조 마구간
쪽으로 나 있는 문 위 시렁으로는 들장미 덩굴이 기어오르고 있다.
마치 윌리엄 워즈워스의 아름다운 시에 나오는 풍경을 보는 듯하다.
"장엄하게 떼 지은 소들 / 풀밭에 앉아 한가로이 되새김질하네."[1]
피츠햄 농장은 적어도 1984년 12월 22일, 피터 스텐트의 소들이 이

상한 행동을 시작하기 전까지는 그렇게 보였다.

스텐트는 내게 이렇게 말했다. "처음에 우리는 그저 착유장이나 여기저기서 마구 발길질을 해대는 성질 나쁜 암소이려니 생각했어요." 하지만 소의 상태는 점점 더 나빠져갔다. 스텐트는 수의사인 데이비드 비를 불렀다. 소의 등이 굽어 있었기에, 비는 아마도 통증이 심한 신장병에 걸린 것 같다고 생각했다. 곧이어 더 많은 암소들이 앓기 시작했고, 비는 무슨 병인지 알아내기 위해 서너 차례 농장을 오갔다. 첫 번째 소는 머리를 떨어대고 걸음도 불안정해지는 등 점점 상태가 악화되었다. 1985년 2월 결국 그 암소는 숨을 거두었다. 수수께끼의 질병은 목장 내 소들에게로 계속 퍼져나갔다. 도저히 진단을 내릴 수 없었던 비는 그 병에 '피츠햄 농장 증후군'이라는 이름을 붙였다. 비는 이 병의 근원이 무엇이든 간에, 그것이 뇌를 공격한다고 결론을 내렸다. 그와 스텐트는 병든 암소 한 마리를 지역 농업부로 보내기로 했다.

스텐트는 이렇게 말했다. "그 암소를 결코 잊지 못할 겁니다. 한 남자가 트레일러를 끌고 왔는데, 도살할 양 두 마리가 실려 있었어요. 우리가 몸을 찔러대면서 트레일러로 밀어 넣자, 그 소는 양들을 보더니 갑자기 난폭해져서 양들을 죽여버렸죠. 아예 트레일러까지 부숴버릴 것 같았어요. 정말 대단히 난폭했어요." 지역 농업부에 도착했을 때, 불행히도 그 암소는 이미 머리에 총을 맞아 죽어 있었다. 뇌가 손상된 바람에 분석하고 말고 할 것도 없었다.

스텐트와 비는 원인을 찾아내기로 작심하고 142번 암소(그 병에 걸린 열 번째 소였다)를 차에 싣고서 농업부로 갔다. 그곳에서는 병리학자가 검사할 수 있도록 소의 머리를 통째로 잘라, 서리 주 웨이브리지에 있는 중앙수의학연구소로 보냈다.

스텐트는 온화한 청회색 눈에 땅딸막한 사람이었다. 우리는 잔디밭에 놓인 탁자 앞에 앉아 이야기를 나누었다. 그는 잠시 말을 멈추고 차를 한 모금 마셨다. 줄지어 있는 자주색 디기탈리스들이 35킬로미터쯤 떨어진 영국 해협에서 불어오는 초여름 산들바람에 실려 흔들거리고 있었다. 그는 이렇게 회상했다. "이런 유순한 동물들은 겁이 많아요. 나는 정성껏 소들을 돌보았고 도살장으로 보낼 때는 차마 볼 수가 없었어요."

스텐트의 아내 다이애나가 햇살 비치는 잔디밭으로 다가와서 잔을 채워주었다. 티티새 한 마리가 벽돌로 지은 버려진 변소 옆에서 세 번 높게 음을 뽑은 다음 새된 떨림음을 내면서 노래를 불렀다. 스텐트는 오른손에 쥔 찻잔을 놓고 허공을 휘젓는 시늉을 했다. "농장 일로 생계를 유지하기가 점점 더 어려워지고 있어요. 나는 다른 생계 수단이 있어서 그나마 다행이지요. 우유 가격이 너무 낮아져서 대형 농장과 도저히 경쟁이 안 돼요. 해저 터널이 개통된 뒤로는 내 착유장보다 훨씬 더 큰 탱크를 단 트럭들이 유럽 대륙에서 값싼 우유를 싣고 오죠. 여기서는 육우 600마리를 키우는데, 사람들은 점점 육식 습관을 안 좋게 생각하고 있고요."

스텐트는 자신이 높이 평가하고 있는 수의사하고도 이야기를 나누자면서, 휴대전화로 비와 약속 시간을 잡았다. 우리는 시골길을

달렸다. 지나가면서 보니, 600에이커에 달하는 농장의 목초지는 거의 텅 비어 있었다. 무너져가는 착유장에 도착하자, 스텐트는 차창 밖으로 몸을 내밀어 활짝 열려 있는 출입구 안쪽을 가리켰다. "형편이 그렇다 보니 현대식으로 개량할 엄두도 못 냈어요. 안을 한번 들여다봅시다. 저기에 사료를 보관해두었죠. 당시에 나는 우리 소들이 먹는 사료가 그런 것이라고는 상상도 못 했어요. 암소들이 이상한 행동을 하는 것을 처음 본 곳이 바로 저기예요. 역사책에 BSE가 시작되었다고 기록될 곳이죠." 그는 광우병을 뜻하는 학술 용어인 소해면상뇌증bovine spongiform encephalopathy의 약자를 써서 말했다.

비의 동물 병원은 차로 20분쯤 더 간 리사 마을에 있었다. 가는 동안 스텐트가 말했다. "BSE만으로는 성이 안 찼는지 작년에 구제역이 도는 바람에 많은 농장들이 파산했어요." 그의 말처럼 소에게 나타나는 전염성이 아주 강한 구제역이 최근 영국 전역을 휩쓰는 중이었다. 구제역은 사람에게는 위험하지 않지만, 가장 전염성이 강하고 경제적 피해도 막심한 가축 질병 중 하나이다. "피츠햄에는 아직 구제역이 돌지 않았지만, 영국 전역의 다른 농장들과 마찬가지로 우리 농장에도 격리 조치가 내려졌어요. 그 병이 돌면, 농장에 있는 가축들을 모두 태워버려야 해요."

비는 동물 병원의 대기실에서 우리를 맞이했다. 우리는 방해받지 않고 이야기를 나누기 위해 그를 따라 치료실로 들어갔다. 비는 사십대 후반에서 오십대 초반으로 보였다. 금속 테 안경을 끼고 있었는데, 눈에 호기심이 가득해 보였다. 그는 첫 순간을 이렇게 회상

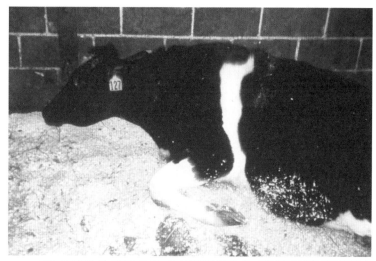
광우병에 감염된 소는 비틀거리고 잘 넘어지며 난폭한 행동을 하는 등의 증상을 보이다 결국 사망한다.

했다. "지금도 이따금 눈에 어른거립니다. 조용히 풀을 뜯는 소 떼 속에 있으면 결코 알아차리지 못할 겁니다. 울타리 쪽으로 걸어가 는데, 200미터쯤 떨어져 있던 암소 한 마리가 갑자기 머리를 치켜 들더니 아주 경계하면서 겁에 질린 눈초리로 나를 빤히 쳐다보더군 요. 나는 '감염된 소구나' 하고 짐작했죠. 만일 그 소에게 스트레스 를 주면, 갑자기 길길이 뛰고 몸을 떨어대고 공격하고 불안하게 걷 는 등 증상들이 마구 튀어나올 겁니다. 감염된 소는 파탄 지경에 이 르지요. 정말 겁이 많아요."

142번 소의 뇌를 검사하는 일은 서리 연구소의 병리학자 캐럴 리처드슨에게 떨어졌다. 그녀는 진전병scrapie이라는 잘 알려진 신 경 질환에 걸린 양에게서 볼 수 있는 것과 놀라울 정도로 흡사하게,

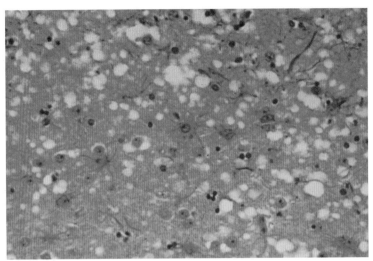
광우병 감염 소의 뇌 조직. 스펀지처럼 구멍이 나 있다.

소의 뇌가 스펀지처럼 구멍이 송송 나 있는 것을 발견했다. 리처드
슨은 부검 소견서에 '해면상뇌증'이라고 쓰고서, 상급자인 제럴드
웰스가 조사할 수 있도록 슬라이드를 만들어 넘겼다.[2] 웰스는 리처
드슨의 진단이 맞다는 것을 확인하고 슬라이드를 보존했다.[3]

1년 뒤 켄트 지역의 한 암소에게 비슷한 증상이 나타났다. 이로
써 그 병이 피츠햄 농장에만 나타나는 것이 아님이 명확해졌다. 이
소의 뇌도 같은 연구실로 보내졌고, 웰스가 조사를 맡았다. 역시 해
면상뇌증이었다. 리처드슨이 142번 소를 진단한 지 14개월이 지난
1987년, 웰스는 자신이 "소에게서 새로운 진행성 해면상뇌증을 발
견했다."고 큰소리로 떠들어대면서, 맨 처음 피츠햄 농장의 소를 진
단한 리처드슨은 언급조차 하지 않은 채 자신의 발견 결과를 논문

으로 발표했다.[4] 피츠햄 농장의 소가 광우병이 보고된 첫 사례였는 데도 말이다.[5]

웰스의 논문이 나오기 전에, 피츠햄 농장에서 동쪽으로 약 130 킬로미터 떨어진 윌트셔 주 맬머스베리에 있는 한 농장의 암소 서너 마리도 콘크리트 바닥을 걷거나 구석을 도는 것을 두려워하는 행동을 보였다. 지친 듯 머리를 축 늘어뜨린 소들도 있었다. 또 마치 뜨거운 도로 위를 걷는 양 뒷다리를 높이 쳐들고 걷는 소들도 나타났다. 우유 생산량은 급감했고, 소들은 쓰러지면 일어나지 못했다. 곧이 전염병은 영국 남부 14개 군으로 퍼져나갔다.

언뜻 보면 광우병은 새로운 질병인 것 같지만, 사실 TSE, 즉 전염성해면상뇌증transmissible spongiform encephalopathy이라는 뇌소모성질환의 한 종류이다. 이 이름은 그 병들이 전염성이 있으며, 리처드슨이 조사한 암소처럼 뇌가 스펀지같이 변할 수 있음을 나타낸다. 인간 TSE인 크로이츠펠트–야코프병Creutzfeldt-Jakob disease(CJD)이 처음 알려진 것은 1920년대였다.[6] 이 퇴행성 질병에 걸리면 초기 단계에 기억 상실, 불안정한 걸음, 근육 경련, 발작, 수전증 같은 증상들이 나타난다. 또 다른 TSE인 양과 염소의 진전병은 1936년에 과학적으로 규명되었다. 그 증상의 하나인 상처 부위를 격렬하게 긁어대는 행동은 몇 세기 전부터 알려져 있었긴 하지만 말이다. 약 10년 뒤 사육 밍크들에게서도 TSE가 나타났다. 1957년, 파푸아뉴기니에서 또 다른 인간 TSE인 쿠루kuru가 발견되었다.[7] 1967년에는 미국 서부의 일부 사슴과 말코손바닥사슴에게서 만성소모성

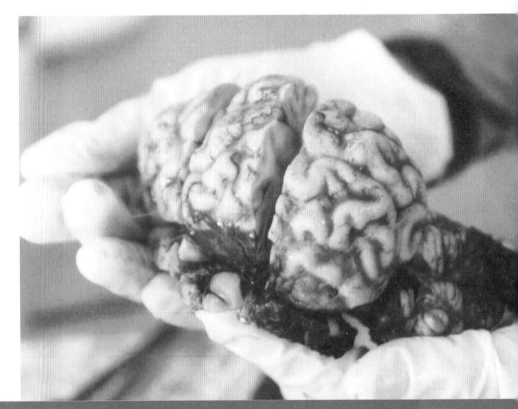

광우병에 감염된 소의 뇌. ©연합뉴스

질환이 발견되었다.

그리고 1987년 웰스의 논문이 발표됨으로써 TSE 목록에 공식적으로 BSE가 추가되었다. 하지만 광우병은 단지 또 하나의 TSE가 아니었다. 그런 질병이 그렇게 넓은 지역에서 대규모로 발생한 것은 전례 없는 일이었다. 1988년까지 2,000마리가 넘는 암소들에게 증세가 나타났고, 1992년 한 해에만 35,000마리가 넘는 소들이 BSE에 걸린 것으로 기록되었다.[8] 1993년 1월이 되자, 매주 새로 병에 걸린 암소들이 거의 1,000마리씩 나타났다.[9]

1987년 런던《선데이 텔레그래프》는 '치료 불가능한 병이 젖소들을 전멸시키고 있다'는 제목의 기사를 실었다. "수수께끼의 뇌질병이 영국의 젖소들을 죽이고 있으며, 수의사들은 치료법을 전혀 모르고 있다."[10] 농민들은 생계와 농촌의 전통을 유지할 수 있을지 걱정하기 시작했다. 하지만 그들은 자신의 목숨은 걱정하지 않고 있었다. 적어도 아직은 그랬다.

2

• • •

1989년 10월, 서른다섯 살은 넘어 보이는 한 여성이 크로이츠펠트-야코프병(CJD)에 걸렸다는 기사가 나왔다.[11] 한 연구 자료에 따르면, 이 병은 영국과 웨일스에서 매년 1천만 명당 한 명 이하로 나타나며, 희생자들은 대개 중년이나 노년층이었다.[12] 첫 발병 연령은 평균 57세였다.[13] 십대 같은 젊은 사람들이 CJD에 걸리는 경우는 드물어서 20~30년에 겨우 한 명 나타나는 정도이다.[14] 그 동안 CJD는 유전되거나 오염된 수술 도구, 장기 이식, 예전에 소인증을 치료하는 데 쓰였던 시체에서 추출한 성장 호르몬을 통해 걸린다고 여겨져왔다.[15] 그러나 이 병에 걸린 젊은 여성이 광우병이 발생한 농장과 관계가 있다는 사실이 밝혀지자, 사람들은 혹시 그녀가 병에 걸린 소에게서 옮은 것이 아닐까 우려하기 시작했다.[16] 하지만 정부 과학위원회는 이런 주장을 헛소리로 치부하면서, "인간이 BSE에 걸릴 위험은 거의 없다"고 결론지었다.[17]

1992년 8월 맨체스터 북쪽 시미스터에 있는 메도듀 농장에서 61세의 낙농업자인 피터 워허스트가 크로이츠펠트-야코프병으로 사망했다.[18] 워허스트는 3년 전 자기 농장에서 키우던 '미친 암소' 한 마리를 도축한 적이 있었다. 영국의 권위 있는 의학 전문지인 《랜싯》은 "직업상 BSE에 걸린 가축과 직접 접촉한 사람이 CJD에 걸린 첫 번째 사례"라고 썼다.[19] 기사는 이 사례가 아마도 우연히 나타난 것이라고 말하면서도, '인과적인 연계 가능성'을 제기하고 있었다. 그것은 정부가 듣고 싶어한 이야기가 아니었다. 목축은 영국 경제의 한 주축이며, 그 영향도 엄청나다.

BSE 통제를 맡고 있는 정부의 수의학 담당 부국장 케빈 테일러는 광우병과 CJD가 관련이 있다는 주장을 공개적으로 비판했다.

"이 사례와 BSE의 연계성을 말하는 것은 억측 수준도 안 되는 이야기라고 생각합니다."[20] 영국 농업 장관 존 굼머도 똑같은 주장을 했다. "BSE가 동물에서 인간에게로 전파된다는 증거는 세계 어디에도 없습니다."[21] 그리고 이렇게 덧붙였다. "참조할 수 있는 모든 과학적 증거들에 비춰볼 때 쇠고기는 안전합니다". 굼머는 1989년 입스위치의 한 배 위에서 촬영한 BBC 프로그램에 출연해서 쇠고기가 안전하다고 보증했다.[22] 이 방송에는 그의 네 살 난 딸 코델리아도 함께 출연해서 거의 자기 얼굴만 한 쇠고기 버거를 우적우적 씹어 먹었다. 굼머는 이렇게 주장했다. "이 문제를 다루는 과학자들이 확실히 보장하고 정부가 투명하게 행동하고 있으므로, 걱정할 필요가 전혀 없습니다. 저는 앞으로도 계속 쇠고기를 먹을 것이고, 제 자식들도 그럴 거라고 정직하게 말할 수 있습니다. 걱정할 필요가 조금도 없으니까요."[23]

하지만 새로운 환자들이 계속 나타나고 있었다. 1993년 5월, 서머싯에 사는 64세의 낙농업자 던컨 템플먼이 CJD에 걸렸다. 그의 농장에는 BSE에 걸린 암소가 세 마리 있었고, 평소 그는 쇠고기를 즐겨 먹었다.[24] 8개월 뒤인 1994년 1월, 콘월의 저스트에서 세 번째 낙농업자가 기억 상실증과 말을 제대로 하지 못하는 증상으로 병원에 왔다.[25] 그의 농장에도 BSE에 걸린 암소들이 있었다. 54세였던 그 농민은 곧 말을 못 하게 되었고, 몇 달 뒤 폐렴으로 죽었다. 《랜싯》은 이 사례를 보고하면서 "또 한 명의 낙농업자가 CJD에 걸렸다는 것은 분명 우려할 만한 문제"라고 결론을 내렸다. 기사는 환자가

자기 소들에게서 감염되었을지 모른다고 강조했지만, 정부의 해면
상뇌증 자문위원회는 그렇지 않을지도 모른다고, 따라서 "정부가
직업적인 경로를 비롯한 BSE 매개체의 가능한 노출 경로들에 맞서
공중 보건을 수호하기 위해 이미 취해진 조치들을 수정할" 필요가
없다고 강조했다.[26] 하지만 위원회의 한 위원은 네 번째 환자가 나
타나면 확률의 흐름이 바뀔 것이라고 경고했다.[27] 농민들이 자기
소에게서 CJD를 옮겼을 가능성이 높아진다는 것이다. 1995년 9월
네 번째 농민 환자가 나타났다.[28] 그리고 그것만으로는 설득력이
부족하다는 듯, 농장과 관련이 없지만 쇠고기를 먹는 젊은 사람들
이 CJD에 걸린 당혹스러운 사례들이 나타나기 시작했다.

1993년 디사이드 코너스 키에 사는 15세의 빅토리아 림머가
CJD에 걸렸다. 영국에서 거의 25년 만에 보고된 가장 어린 희생자
였다.[29] 빅토리아는 아주 건강한 소녀였다. 그런데 1993년 5월 갑
자기 체중이 줄고 시력에 문제가 생겼으며, 곧이어 감각을 잃었다.
뇌 생체 검사 결과 해면상뇌증임이 드러났다. 그녀의 상태는 계속
악화되어갔다. 발작을 일으켰고, 몸이 제멋대로 움직였으며, 눈이
멀었다. 영국 신문 《투데이》에 실린 그녀 어머니의 말에 따르면, 빅
토리아가 가장 좋아하는 음식은 쇠고기 버거였다.[30] 영국 보건부
의료국장인 케네스 칼먼은 반박했다. "그녀가 어디서 무슨 병에 걸
렸는지 아무도 모르며, BSE가 CJD를 일으킨다는 증거도 전혀 없
다."[31] 빅토리아는 곧 혼수상태에 빠졌고, 4년 반 동안 그 상태로 있
다가 결국 숨을 거두었다.[32]

CJD가 사람이 먹는 음식과 연관이 있을지도 모른다는 생각은 새로운 것이 아니었지만, 뒷받침해줄 증거는 감질날 정도로 드물었다. 1984년《아메리칸 저널 오브 메디신》에 야생 염소, 다람쥐, 돼지 같은 동물의 뇌를 즐겨 먹은 사람들 중 네 명이 CJD에 걸렸다는 논문이 실렸다. 저자들은 이렇게 결론을 내렸다. "CJD와 기타 해면상뇌증 매개체들이 입을 통해 전달된다는 실험 증거와 우리의 사례는 감염 매개체를 입으로 섭취하는 것이 CJD에 걸리는 자연적인 경로일 수 있다는 가설을 뒷받침한다."[33]

광우병이 알려진 뒤 그런 추정이 더 우세해진 것도 놀랄 일은 아니다. 1997년 켄터키 대학의 한 신경학자가 플로리다에서 우연히 CJD 환자와 마주쳤다. 켄터키 토박이인 환자는 예전부터 집에서 다람쥐 뇌를 즐겨 먹어온 사람이었다. 그 주의 시골에서는 다람쥐의 뇌를 달걀과 섞어 부쳐 먹기도 하고, 고기와 야채로 만든 버구라는 스튜에 넣어 먹는 일이 흔했다. 신경학자는 나중에 켄터키 주 서부의 한 신경과 병원에서 오랫동안 다람쥐 뇌를 즐겨 먹어 CJD에 걸린 것으로 의심되는 환자를 다섯 명 발견했다. 환자들이 서로 친척이 아니고 사는 마을도 달랐으므로 유전이나 직접 접촉이 전파 수단일 가능성은 극히 적었다.[34] 이 연구는 언론에서는 널리 다루어졌지만, 과학계에서는 비판을 받았다. 다람쥐는 해면상뇌증에 걸리지 않는다는 것이 한 가지 이유였다.

1998년《랜싯》에 이탈리아 출신의 60세 남자가 근육 위축, 불안정한 걸음, 시각 장애, 발음 장애로 입원했다는 흥미로운 기사가 실렸다. 입원한 지 2주일 만에 그는 말을 하지 못하고 아무것도 삼킬 수 없게 되었으며, 몇 달 뒤 사망했다. 주변 사람들의 말에 따르면, 그의 식생활에 유별난 점은 전혀 없었다. 하지만 그가 입원한 바로 그 시기에, 7년 간 키운 그의 고양이도 통제할 수 없을 정도로 심한 경련을 일으키고 건드리면 광포해지고 지나치게 예민해지는 증상을 보였다. 고양이는 상태가 점점 나빠졌고 곧 걸을 수 없게 되었다. 그 고양이가 주인의 침대에서 함께 자면서 그를 물었다는 증거는 전혀 없었다. 남자와 고양이의 뇌 세포를 분석한 결과 놀라울 정도로 유사한 비정상적인 특징들이 발견되었다.[35] 고양이가 주인을 CJD에 감염시켰는지, 그 남자가 고양이를 감염시켰는지, 둘 다 같은 데서 감염되었는지, 우연히 동시에 따로따로 감염되었는지, 아니면 진단이 잘못되었는지 알 길이 없었다.

전염병학자들은 야생동물의 뇌를 먹고 CJD에 걸린 사람이 한 명 있다면, 같은 것을 먹었지만 감염되지 않은 사람이 수천 명은 있을 것이라고 말한다. 맞는 말이다. 일회성 증거들은 그렇게 애매하기 마련이다. 하지만 BSE에 감염된 쇠고기를 먹은 수많은 사람들 중에 오직 소수만이 인간광우병에 감염되었다는 점도 언급해야 한다.

1995년 말까지 영국의 젊은이들 중에 의심이 가는 환자가 열 명으로 늘어났다. 고위 공무원들은 쇠고기와 관련이 없다는 주장을 계속했다. 그러나 일부 정부 자문위원들을 포함해서 몇몇 저명한 과학자들은 "이 환자들이 BSE와 인과 관계가 있을지도 모른다"고

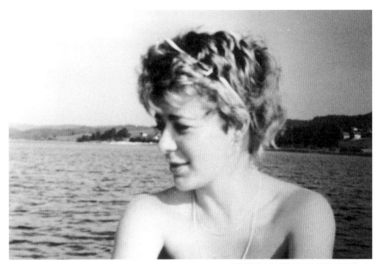

인정함으로써, 사람들이 생각하는 최악의 두려움, 즉 소의 병과 사람의 병이 연관되어 있다는 것을 확인시켜줄 논문을 준비하고 있었다.[36] 1996년 4월 6일 그 논문이 출간되기 직전에야, 영국 보건 장관 스티븐 도렐은 상원에서 그 열 명의 젊은이들이 광우병의 인간형인 변종variant 크로이츠펠트-야코프병(vCJD)에 걸린 것 같다고 시인하는 발표를 했다. 연구자들은 곧 통계 자료에 물리적 증거를 덧붙였다. 인간의 몸속에 있는 광우병 매개체와 BSE를 일으키는 매개체가 구별할 수 없을 정도로 흡사하다는 것이었다.[37]

광우병은 마치 의학을 다룬 과학소설 같았다. 인류 곁에서 가장 흔히 볼 수 있는, 유순하다고 널리 알려져 있고 시와 그림에도 자주 등장하는 가축인 젖소가 자신을 돌보는 사람에게 치명적인 새 질병

을 전파했다니 말이다. 소들이 어떻게 그 병에 걸렸는지 아무도 알
수 없었지만, 곧 함께 풀을 뜯는 동료인 양에게서 옮았을 것이라는
추측이 제기되었다. 이렇게 연관성이 하나 더 등장하자 양, 소, 인
간은 기이하면서도 전례 없는 방식으로 전염병 그물을 이루는 듯이
보였다.

3

● ● ●

　　　양과 염소가 상처가 날 정도로 자기 몸을 미친 듯이 할퀴
는 병인 진전병이 임상적으로 처음 밝혀진 것은 1732년 영국에서
였다. 초기의 독일 기록에는 진전병에 걸린 동물들이 어떤 행동을
보이는지 이렇게 묘사되어 있다. "드러누워 자기의 발과 다리를 물
어뜯고, 기둥에 등을 대고 문지르고, 번식을 못 하고, 먹이를 못 먹
다가, 드디어는 절뚝거리게 된다. 진전병은 치유가 불가능하다. 양
치기는 그런 양이 발견되면 즉시 건강한 동물들과 격리해야 한다.
전염되어 가축 전체에 심각한 피해를 입힐 수 있기 때문이다."[38] 이
병을 가리키는 프랑스어 단어를 번역하면 '미치고 발작하는 병'이
된다.[39]
　　　1936년이 되어서야 비로소 진전병이 전염성이 있다는 것이 입

증되었다. 하지만 기원은 여전히 수수께끼로 남아 있었다.[40] 1966년 런던 해머스미스 병원의 연구자들은 그것이 평범한 감염 매개체가 아니라고 주장했다. 정체가 무엇이든 간에 유전 물질, 즉 DNA를 전혀 지니고 있지 않았기 때문이다. 따라서 그것은 절대로 살아 있는 매개체가 아니었다. 연구자들이 그런 파격적인 결론을 내놓은 것은 DNA가 약하며 대개 자외선, 열, 화학 살균제에 쉽게 파괴될 수 있다는 점 때문이었다. 진전병 매개체는 오랫동안 끓여도, 아주 고온으로 멸균 처리를 해도, 아주 강한 자외선을 쪼여도, 심지어 포르말린과 알코올에 푹 담가놓아도 여전히 감염 능력을 지니고 있었다.[41] 따라서 진전병은 살아 있지 않은 감염 매개체가 일으키는, 뇌를 파괴하는 기이한 전염병이었다.[42] 이들은 완벽한 질병 매개체이다. 이들은 이미 죽은 상태이므로 죽일 수 없다. 하지만 그런 질병이 진전병만은 아니었다.

1957년 미국 과학자 칼턴 가이듀섹은 오스트레일리아인 동료와 함께 파푸아뉴기니에서 나타난 '쿠루'라는 치명적인 신경 질환을 조사하기 시작했다. 당시 이 병은 인구가 약 15,000명인 포레라는 유서 깊은 부족을 죽음으로 몰아넣고 있었다.[43] 희생자들의 뇌가 진전병에 걸린 양의 뇌와 너무나 흡사해서 1959년 미국 수의사 윌리엄 해들로는 두 병이 같은 것이라고 주장했다. 진전병과 마찬가지로 쿠루도 전염성이 있었다. 다른 점은 죽은 자의 뇌를 먹는 포레족의 관습이 병을 전파하는 역할을 한다는 점이었다. 한 신경병리학자는 더 나아가 쿠루로 죽은 사람들의 뇌가 CJD 희생자들의 뇌와 아주 흡사하다고 주장했다.[44] 쿠루가 진전병과 흡사하고 CJD가 쿠루와 흡사하다면, CJD는 진전병과 흡사한 것이 된다. 뇌를 파괴하는 이 세 질병은 넓은 의미에서 TSE라고 정의된다.[45] 가이듀섹은 쿠루 연구로 1976년 노벨 생리의학상을 받았다.[46]

하지만 'TSE'는 단지 희생자의 뇌를 스펀지처럼 만드는 전염성이 있는 무언가를 가리키는 용어일 뿐이다. 그것은 병을 일으키는 매개체 자체에 대해서는 거의 알려주지 않는다. 1980년대 초 샌프란시스코에 있는 캘리포니아 대학 부설 의대의 스탠리 프루시너는 이 수수께끼를 파헤치는 일에 나섰다. 그는 특수한 단백질, 즉 몸을 이루는 흔한 분자 구성 단위 중 하나가 치명적인 방식으로 결합해서 TSE를 일으킨다는 이단적인 개념을 제시했다. 이 연구로 그는 나중에 노벨상을 받게 된다. 그가 '프리온prion'이라고 부른 이 특수한 단백질들은 세균이나 바이러스와 달리, 번식을 하지 않는다.[47] 적어도 광우병에서는 그랬다. 대신 이 단백질은 희생자의 몸속에 일단 들어가고 나면, 정상적인 단백질들의 형태를 비정상적으로 바꿔놓는다. 프리온은 복제하지 않는다. 다만 노예로 만들 뿐이다. 감염성 단백질이라는 개념은 터무니없어 보일 정도로 낯설었다. 일부 CJD 환자에게서 나타났듯이 그것은 유전될 수도 있으므로, 완전히 새로운 유형의 무서운 전염병이 출현한 셈이었다.

다양한 TSE 희생자들의 뇌가 서로 흡사해 보이는 것과 마찬가지로, 흡사한 증상도 몇 가지 있다. 사실 광우병의 인간형은 잘 알려져 있는 CJD와 거의 구별할 수가 없었다. 두 병의 가장 두드러진

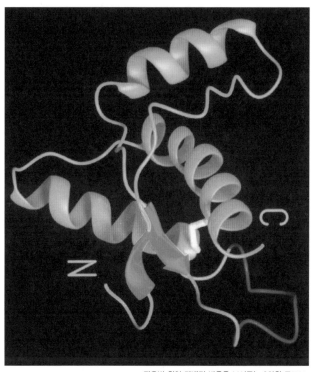

광우병 원인 단백질 반응을 보여주는 3차원 구조도.
N과 C는 각각 프리온 구조의 시작과 끝을 의미한다. ⓒ연합뉴스

임상적 차이는 희생자의 연령이었다. 이 미미한 차이를 고려해서 곧 인간광우병을 뜻하는 '변종 크로이츠펠트-야코프병', 즉 'vCJD'라는 용어가 만들어졌다.

감염된 소를 먹으면 그 병에 걸릴 수 있다는 사실을 알게 된 것은 획기적인 발견이긴 했지만, 그것은 더 긴 이야기의 한 부분에 불과했다. 소들은 도대체 어떻게 그 병에 걸린 것일까?

여전히 가장 의심이 가는 후보자는 진전병에 걸린 양이었다.[48]

하지만 영국의 소들이 감염된 양들과 뒤섞여 살아온 지 수세기가 넘었지만, 그 동안 진전병에 걸린 양 때문에 소가 병에 걸렸다는 이야기는 한 건도 보고된 적이 없었다.[49] 그뿐 아니라 진전병이 영국에 알려진 것은 350년이 넘었지만, 그 병에 걸린 양 때문에 사람이 병에 걸린 사례 역시 단 한 건도 보고되지 않았다.[50] 광우병이 정말로 양에게서 온 것이라면, 사람은 말할 것도 없고 소에게 왜 최근에야 나타나기 시작한 것일까?

진전병 매개체에 무작위 돌연변이가 일어나서 갑자기 소와 인간에게 감염성을 지니게 되었을 수도 있다. 아니면 광우병과 양은 전혀 관련이 없을 수도 있다. 또 소의 뇌에 있는 단백질이 치명적인 TSE 단백질로 돌연변이를 일으킨 것일 수도 있다.[51] 어쩌면 광우병이 오랜 세월 동안 겉으로 드러나지 않게 인간이나 소에게서 낮은 빈도로 발생하고 있다가, 어떤 일 때문에 폭발적으로 발생한 것인지도 모른다.

정확히 어떤 변화가 광우병을 출현시킨 것인지 아무도 알 수 없었지만, 곧 과학자들은 영국에서 소와 양을 사육하는 집약 관리 체계가 원인이 아닐까 생각하기 시작했다. 지난 몇십 년 동안 가축 생산이 집약화하면서, 많은 소규모 농장들이 가축을 석유나 천연가스 같은 상품과 똑같이 취급하는 거대 기업에 흡수되어왔다. 공간, 적절한 먹이 등 동물 본연의 요구 사항들은 더 나은 효율적 수익이라는 요구에 밀려났다. 그러다가 예상하지 못한 비용이 생기게 된 것이다.

BSE가 감염된 동물의 특정 부위를 먹음으로써 전파되는 것 같다는 사실을 생각하면, 자연적인 상태에서는 양과 소 사이에 이 병이 전파될 수 없어 보인다. 이 유순한 초식동물들이 서로를 먹지 않는다는 아주 단순한 이유 때문이다.

아니면 그들은 서로를 먹는 것일까?

4

● ● ●

소와 양을 비롯한 초식동물들은 수백만 년에 걸쳐 식물을 먹도록 진화해왔다. 그들의 모든 것은 초록의 세계에서 살도록 맞춰져 있다. 그들의 이빨은 먹이를 잡아채거나 뼈를 으스러뜨리는 쪽이 아니라, 질긴 식물을 씹도록 설계되어 있다. 그들의 크고 두툼한 입술은 땅에 붙어 자라는 키 작은 풀들을 잡아 뜯는 데 효과적이다. 그들의 넓게 갈라진 발굽은 풀들이 무성하게 나 있을 만한 곳에서 부드러운 흙과 풀 위에 안정감 있게 체중을 싣도록 도와준다. 게다가 소의 소화계는 풀 같은 식물에서 얻기 어려운 양분을 효과적으로 추출할 수 있도록 되어 있다. 그들이 지닌 세 개의 '위장'은 갈아대고 발효시킴으로써, 리그닌이 많은 질긴 먹이에 들어 있는 양분을 분해해 흡수한다. 그들의 소화기관에 살고 있는 세균들은 식물 섬유를 잘 분해하도록 조율되어 있다. 다른 모든 종들과 마찬가지로 소도 진화를 통해 설정된 먹이의 경계선을 넘지 않을 때 최적의 몸 상태를 지니게 된다.

그런 진화의 경계선을 넘으면 혐오스럽진 않다고 해도 부자연스러워 보일 수 있다. 동물의 피와 소화기관을 가축의 입맛에 맞는 사료로 만드는 것을 비유적으로 '정제rendering'라고 한다. 프랑스의 정제업자들은 수십 년 동안 인간의 배설물을 섞어서 고단백 사료를 만들어 유럽 전역의 목축업자들에게 판매해왔다.[52] 이런 사료는 2000년이 되어서야 판매가 금지되었다. 종이 자연적으로 지니게 된 먹이의 경계선을 무시하는 것은 그저 나쁜 행위라고 치부하고 넘어갈 일이 아니다. 그것은 우리 건강을 위협할 수 있다.

20세기 중반에 고기 생산자들은 뼈뿐 아니라 내장, 방광, 젖통, 신장, 비장, 위장, 심장, 간, 폐 같은 장기 등 도축할 때 버려지는 부산물들을 모아서 다시 판다면 돈을 절약할 수 있다는 사실을 깨달았다. 정제 과정을 거치면 이 남겨진 것들을 소나 양 같은 초식동물의 사료로 돌릴 수 있다. 자연이 본래 식물을 먹도록 한 동물들을 인위적으로 육식동물로 전환시킬 수 있는 것이다.

문제는 고단백 사료가 풀을 비롯한 저단백 먹이에 맞게 설계된 초식동물의 소화계에 심각한 문제를 불러일으킬 수 있다는 점이다. 하지만 목축업자들은 이것을 자신들의 문제가 아니라, 자연의 문제라고 생각했다. 고단백 사료를 먹는 소에게 늘 소화 장애가 나타날지라도, 그 소는 대개 시장에 내놓을 때까지 살아남으며, 소에게 어떤 영향이 미칠지라도 수익에는 긍정적인 효과가 있다.

정제 과정에서는 열, 기계적 압력, 화학 용매를 사용해 내장과 다른 장기들을 두 가지 기본 화학 성분으로 환원한다. 한 가지 산물은 동물 기름이라고 하는 지방이다. 지방은 비누와 소비 용품 제조에서 동물 사료와 화학약품 생산에 이르기까지 다양한 용도로 쓰인다. 또 다른 산물은 소나 양 같은 가축용 고단백 사료나 비료로 쓰이는 굳기름 찌꺼기다. 굳기름 찌꺼기를 더 가공하면 향수와 화장품에 쓰이는 소량의 고순도 지방과 고체 잔류물을 얻을 수 있다. 고체 잔류물로는 농축된 고깃가

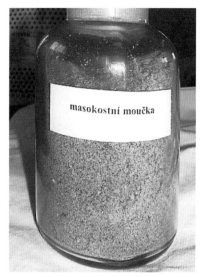

병에 든 MBM. MBM은 고기의 내장을 정제해 만든 농축된 고깃가루와 뼛가루로, 이것을 동물 사료에 첨가하면 단백질 함량을 높여 몸무게를 빨리 늘릴 수 있다.

루와 뼛가루, 즉 MBM(meat and bone meal)을 만들 수 있다. 이것을 동물 사료에 첨가하면 단백질 함량이 높아지고, 그러면 동물의 몸무게를 더 빨리 늘릴 수 있다.[53]

하지만 과학자들은 혼란을 느꼈다. 만일 정제가 광우병을 일으켰다면, 왜 정제가 표준으로 자리 잡은 40년 전에 광우병이 나타나지 않았을까?

프리온은 대부분 정제 과정에서 살아남지만, 1970년대의 에너지 위기 때 늘어나는 비용을 줄이기 위해 열이나 용매의 양을 줄였기 때문에 진전병 매개체가 더 많이 살아남았다고 주장하는 이론도

있다. 따라서 MBM과 소의 사료에 더 많은 프리온이 남게 되었다는 것이다. 아니면 변형된 정제 과정이 그 매개체를 물리적으로 변형시켜, 소에 대한 감염성이 더 커졌을 가능성도 있다. 하지만 1970년대에 유럽 전역에서 그런 정제 공정 변화가 이루어졌음에도, 왜 유독 영국에서만 광우병이 발생한 것일까?

광우병이 출현한 바로 그 시기에 영국에서 양의 수가 극적으로 증가한 데 원인이 있을지도 모른다. 영국 양의 수는 1980년 약 3,100만 마리에서 1990년에는 4,400만 마리 이상으로 늘었다.[54] 이 것은 진전병에 걸린 양의 사체들이 더 많이 정제 시설로 보내지고, 결국 MBM이 된다는 의미다. 1985년이 되자 영국의 양은 소 한 마리당 약 두 마리가 되었다. 영국에 있는 소들이 유럽 다른 곳에 있는 소들보다 MBM을 통해 진전병에 걸린 양을 더 많이 먹었다고 볼 수 있다. 이렇게 소가 소비한 감염된 양의 수가 증가한 것이 감염 여부를 좌우했을지 모른다. 혹은 단순히 진전병에 걸린 양의 수가 늘어남으로써 감염 매개체에 무작위적 변화가 일어날 확률이 증가하고, 그 결과 양의 병이 소와 인간에게 옮은 것일 수도 있다.

스위스 베른 대학 임상수의학과의 마르쿠스 도허는 내게 이렇게 말했다. "가장 널리 받아들여진 가설은 BSE가 진전병에 걸린 양에게서 유래했다는 것이죠. 나는 그 수수께끼가 완전히 풀릴 거라고는 생각하지 않아요." 어디에서 나타났든 간에, BSE는 감염된 동물로 만든 고깃가루와 뼛가루가 들어 있는 사료를 통해 소 떼에 급속하게 퍼진다.[55] 이 사실을 알았든 몰랐든 간에(피터 스텐트는 몰랐던

쪽이다), 영국의 거의 모든 농민들은 가축이 더 빨리 자라도록 동물 단백질을 먹여왔다.

광우병 프리온이 실제 어디서 유래했든 간에, 집약 농업은 이 매개체를 큰 폭으로 증가시켰고, 농업 먹이 그물 전체로 급속히 퍼지게 했다. 영국 정부는 이렇게 결론을 내렸다. "BSE는 동물 단백질을 반추동물의 먹이로 재순환시키는 집약 농업의 결과 전염병으로 발전했다. 수십 년 동안 아무도 이의를 제기하지 않았던 이 방식이 결국 재앙을 불러오는 처방이었음이 입증된 것이다."[56] 1988년 영국 정부가 재순환시킨 동물 단백질을 가축에게 먹이지 못하도록 금지하자, 몇 년 뒤부터 광우병 발생률이 서서히 떨어지기 시작했다. 하지만 이미 수많은 인간과 소가 피해를 입은 뒤였다.[57]

광우병이 절정에 달한 1993년 1월까지, 소 100만 마리가 이 병에 감염된 것으로 추정되었다.[58] 영국에서는 2000년 11월까지 35,000마리 이상 감염된 것으로 확인되었다.[59] 벨기에, 덴마크, 스위스, 이탈리아, 그리스, 독일, 프랑스, 네덜란드, 포르투갈, 아일랜드, 스페인에서도 감염된 소가 나타났다. 그리고 오래지 않아 일본과 이스라엘에서도 발병했다.[60]

사람들의 피해도 잇따랐다. 2002년 초까지 전 세계에서 모두 125명이 인간광우병, 즉 vCJD에 감염된 것으로 보고되었다. 영국에서 117명, 프랑스에서 6명, 아일랜드와 이탈리아에서 각각 1명씩이었다.[61] 희생자들은 대부분 BSE가 대규모로 나타난 시기인 1980년에서 1996년 사이에 영국에서 산 적이 있었다. 소에게 그 병이

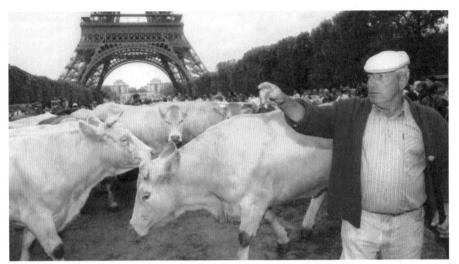

파리 에펠탑 근처에서 프랑스의 농장주들이 광우병 감염 가능성에 항의하는 시위를 벌이고 있다. ©연합뉴스

발생한 지역에 가본 적이 없는 환자는 한 명도 없었다.[62]

그 병이 미국에도 전파될까 걱정한 미국 식품의약청(FDA)은 1997년 동물 부산물을 소에게 먹이는 행위를 금지했다.[63] FDA는 그 결과 "현재 사람이 미국에서 판매되는 음식을 먹어 vCJD에 걸릴 가능성은 희박해졌다"고 공언했다.[64] 하지만 2003년 5월 소 150마리를 키우는 캐나다 앨버타 주의 한 농장에서 6년생 암소 한 마리가 BSE 양성 반응을 보임으로써, 광우병이 미국에 위험할 정도로 가까이 와 있다는 것이 드러났다.[65] 이것이 북아메리카에서 광우병이 발생한 첫 사례이다.

5

● ● ●

콜로라도 주 주지사 로이 로머
야생동물국 천연자원과

1997년 12월 20일
크리스토퍼 밀래니

밀래니 씨께

야생동물국의 만성소모성질환 조사에 참여해주신 것에 감사를 드립니다. 예비 실험 결과 귀하가 잡은 수사슴이 이 병에 걸렸을 가능성이 높게 나왔다는 사실을 알려드리는 바입니다. 편리한 때 와서 이 사슴을 어디에서 잡았는지 추가 정보를 알려주시고 야외에서 관찰한 사항들을 들려주시면 감사하겠습니다. 그리고 조사 데이터베이스에 활용할 수 있도록 동봉한 지도에 잡은 지점을 표시해서 보내주시면 고맙겠습니다.

만성소모성질환이 인간의 건강과 연관되어 있다는 증거는 전혀 없지만, 실험 결과가 그 동물이 감염되었을 수 있다고 나왔으므로, 콜로라도 주 환경위생과가 권고한 대로 남은 고기를 먹지 않는 것이 좋겠습니다. 면허세를 환급받고 싶으시면 동봉한 서식을 작성해 야생동물국으로 보내주십시오……

수의학 박사, 야생동물 수의사
마이클 밀러[66]

문제는 밀래니와 식구들이 이미 그 사슴 고기를 먹었다는 점이었다. 게다가 남은 고기로는 소시지를 만들어 친구들에게 선물로 주었다. 밀래니가 그 사슴을 잡은 것은 1997년 겨울이었다. 주 당국의 요청에 따라, 그는 잡은 사슴의 머리를 잘라 수렵 사무소로 가져갔다. 그곳 병리학자들이 TSE의 증상인 스펀지 형태가 나타나는지 뇌를 조사했다. 주 당국은 감염된 사슴의 수가 줄어들기를 바라면서, 감염된 지역에서 사슴 사냥을 하도록 장려했다. 뇌를 조사해 TSE에 걸린 것으로 드러나면, 주 당국은 10주 내에 잡은 사람에게 알려서 그 사슴 고기를 폐기하도록 했다.

"아무 통지도 없기에, 문제가 없구나 생각했죠." 밀래니는 서너 주 동안 기다렸지만 주 당국에서 아무 말도 없었다고 했다. 같이 사슴 고기를 먹은 그의 부인은 이렇게 말했다. "이미 끝난 일이죠. 그냥 사는 수밖에요."[67] 그들은 아직 건강하다. 하지만 그 질병의 잠복기가 대단히 길다는 점을 생각할 때, 그들이 진짜로 안전하다고 느끼려면 훨씬 더 오랜 시간이 흘러야 할지 모른다.

만성소모성질환chronic wasting disease(CWD)은 1967년 콜로라도 주 북부에서 생포된 노새사슴에게서 처음 발견되었다. 이 병에 걸린 사슴과 말코손바닥사슴은 눈에 초점이 없고, 걸을 때 특이한 행동을 반복하는 증상을 보이면서 몸이 쇠약해진다. 이 질병의 매개체가 프리온임이 밝혀진 것은 1977년이 되어서였다. 1980년대 중반이 되자, CWD는 콜로라도 주의 새로운 지역들과 와이오밍 주로 퍼졌다. 그리고 야생동물 관리자들의 낙관적인 예측에도 불구하고,

2001년이 되자 이 병은 네브래스카 주, 캐나다 서스캐처원 주, 오클라호마 주와 몬태나 주까지 퍼졌다.[68]

CWD와 인간 질병의 연관성을 입증할 증거가 전혀 없긴 했지만, 밀래니 부부는 사슴 고기를 즐겨 먹는 젊은이 세 명이 광우병에 걸린 소와 흡사한 증상을 보이는 퇴행성 뇌 질환에 걸렸다는 사실을 알았다.[69] 오클라호마 주에 사는 27세의 트럭 운전사 제이 디 휘틀록 2세는 어느 날부터 자기 마을을 찾아가는 데 어려움을 겪기 시작했다. 곧이어 트럭 모는 법도 잊어버렸다. 그는 2000년 4월 7일 vCJD로 사망했다. 사냥꾼이기도 했던 그는 사슴 고기를 즐겨 먹었다.

1998년 5월, 마찬가지로 정열적인 사슴 사냥꾼인 유타 주 시러큐스에 사는 28세의 더그 매키완도 비슷한 증상을 보이기 시작했다. 늘 다니는 출장 때 쓴 여행 경비를 제대로 계산하지 못하더니, 이어서 가까운 친척들의 이름과 자기 집 전화번호를 잊어버리기 시작했다. 심지어 아내의 이름도 기억하지 못했다. 곧 말하고, 쓰고, 사물의 이름을 떠올리고, 옷을 입는 일도 어려워하기 시작했다. 그는 증상이 나타난 지 열 달 뒤에 죽었다. 그의 뇌를 조사해보니 vCJD 때문에 스펀지처럼 변해 있었다.

매키완이 병에 걸리기 1년쯤 전, 28세의 한 여성이 몸이 쇠약해지고 잘 걷지를 못해서 서너 차례 병원 응급실을 들락거렸다. 상태가 점점 더 나빠지는 바람에 결국 그녀는 입원을 했고, 병원에서 숨을 거두었다. 뇌를 부검한 결과 해면상뇌증임이 드러났다. 그녀는 어렸을 때 아버지가 잡아온 사슴 고기를 즐겨 먹은 것으로 밝혀졌다.

미국에서 한 해 동안 서른 살 이하의 사람이 vCJD에 걸리는 경우는 보통 10억 명당 다섯 명에 불과했다.[70] 따라서 그렇게 짧은 기간에 세 명이나 그 병에 걸렸다는 것은 매우 우려할 만한 일이었다.[71] 미국 질병통제예방센터에 따르면, 1979년에서 1998년 사이에 미국에서 '고전적인' CJD에 걸려 죽은 사람은 4,700명, 평균 연령은 68세였다.[72]

와이오밍 주 수렵과장인 수의사 톰 손은 내게 이렇게 말했다. "CWD가 사람에게 전파되지 않는다고 절대적으로 확신할 수는 없지만, 전파될 것이라는 증거는 전혀 없어요." 손은 지난 30년 동안 감염된 지역에서 사슴을 사냥해 먹어왔지만, 병에 걸리지 않았다. 그는 자신이 "가장 오래 지속되고 있는 실험"이라고 말한다. "여러 증거들이 모두 사슴이나 말코손바닥사슴이 인간은 말할 것도 없고 다른 동물에게 병을 옮기지 않는다는 것을 보여주고 있어요. 그보다는 도심 한가운데서 차에 치일 가능성이 더 높을 겁니다."[73]

손은 이렇게 강조했다. "BSE와 CWD의 유일한 공통점은 둘 다 TSE이며, 양의 진전병에서 유래했을 것이라는 점뿐입니다." 이런 유사성만으로도 사슴 고기를 먹지 않을 사람들이 있겠지만, 손은 여전히 먹고 있다. "CWD는 인간에게 위험하지 않아요." 그렇긴 해도 그는 그것이 "완벽한 수수께끼"임을 인정했다. "우리는 CWD가 어디에서 왔는지 알지 못합니다. 사슴의 단백질 하나가 자연적으로 변한 것이 출발점이 되었을 수도 있죠. 진전병 매개체가 사슴에게 옮겨진 다음 진화해서 병원성을 띠게 된 것일 수도 있고요. 아무도 모르는 겁니다."

케이스웨스턴 리저브 대학의 국립 프리온질병병리학 감시센터 소장으로서 매키완, 휘틀록, 그리고 또 한 명의 희생자를 부검한 피에를루이지 감베티는 사슴 고기를 먹지 않을 것이라고 말했다. "굳이 먹을 필요가 있나요? 다른 것을 먹어도 되잖아요? 하지만 그것이 정말로 아주 위험하다고 생각하는 것은 아닙니다. 단지 동물과 인간 양쪽으로 프리온 질병 문제가 심각하게 다루어져야 한다고 생각하는 것뿐입니다."[74] 게다가 비록 뇌를 조사했을 때 TSE의 공통 증상은 뚜렷이 나타나지 않았지만, 나이가 적어도 중년은 되고 사슴이나 말코손바닥사슴 사냥을 자주 다닌 vCJD 환자가 다섯 명 더 나타난 것도 연계 가능성이 있다는 추측을 더 강화했다.[75]

2000년 5월, 몬태나 주 해밀턴에 있는 국립보건연구소 산하 로키 산맥 연구소의 바이런 코이가 적어도 실험실에서는 CWD가 BSE만큼 인간 조직에 감염성을 지닌다는 연구 결과를 내놓았을 때, 밀래니 부부와 친구들은 더욱더 걱정이 쌓였을 것이다.[76] 그러다가 2002년 암소에 CWD를 옮기는 실험이 성공하자, 두 병의 꺼림칙한 유사성이 하나 더 늘어났다.[77] 같은 해에 FDA와 국립보건연구소는 CWD가 인간과 다른 종에게 전염성을 지니고 있음을 확인한 새로운 연구 결과들을 발표했다.[78]

2002년 위스콘신 주 천연자원과도 마운트호렙 마을 어귀에서 잡힌 사슴 세 마리가 CWD에 걸렸다고 발표했다. 미시시피 강 동부에서 이 병이 발견된 첫 사례였다. 그 뒤 마운트호렙 근처에서 500마리 남짓 사슴들을 잡아 조사한 결과 15마리가 감염된 것으로 드러났다.

상황을 우려한 주의 야생동물 담당자들은 헬리콥터를 타고 사슴들을 쏘아 죽이기 시작했다.[79] 미국 일부 주에서는 사냥이 수십억 달러의 가치가 있는 산업이므로, 사슴들 사이에 그 병이 널리 퍼지면 경제가 심각한 타격을 입을 수 있었다. 위스콘신 주는 사슴 밀도가 높으며, 서식 밀도가 높을수록 감염되는 사슴의 수도 많아진다는 증거가 있다. 손은 상황에 따라서는 발병률이 100퍼센트가 될 수도 있다고 말한다. 즉 동물 전부가 그 병에 걸려 죽을 것이라는 의미다.

미시피 동쪽에서 CWD가 출현했다는 것은 이 병이 사슴 밀도가 엄청나게 높은 동부 해안 쪽으로 거침없는 행진을 시작했다는 신호일지 모른다. 뉴욕 주와 뉴저지 주의 인근 교외에서 사슴들이 야윈 모습으로 초점 없는 눈을 굴리며 갈 곳 모른 채 이리저리 방황하고 있는 모습을 본다면, 전례 없이 전염병이 그물처럼 사방을 뒤덮고 있다는 사실을 실감하게 될 것이다.

6

● ● ●

　　인간에게 광우병이 발견된 지 6년이 더 지난 지금도, 피츠햄 농장에는 BSE의 기억이 여전히 일상생활 곳곳에 배어 있다. 스텐트는 이렇게 고백한다. "돌이켜보면 내가 내 소들을 잘 모르고 있었다는 생각에 가슴이 서늘해져요. 소와 양을 가루로 빻아 만든 사료를 우리 소들이 먹고 있었다는 것을 모르고 있었죠. 우리는 이 발굽을 가진 초식동물들에게 동족을 먹으라고 강요하고 있었어요. 성장 촉진제를 먹인 농장들도 있었는데, 아마 거기서도 다른 문제들이 나타났을 겁니다. 전 세계 곳곳에서 가축들은 여전히 비참한 상태에 놓여 있어요. 모두 인간의 편의와 수익 때문이지요. 우리는 소를 일관 작업 공정에 집어넣은 다음, 맨 끝에서 끄집어내 도살하고 있어요. 우리는 정말로 세계를 마음먹은 대로 재단할 수 있다고 생각했던 것일까요? BSE라는 이 끔찍한 일이 생길 줄은 아무도 예측하지 못했고 원하지도 않았을 겁니다. 하지만 그것이 정말 그렇게 놀랄 만한 일이었을까요?"

Six Modern

and How We Are Causing Them

에이즈**2**

Plagues -

아망딘이라는 침팬지

Six Modern Plagues- and How We Are Causing Them

그 강을 따라 올라가고 있으려니, 식물들이 땅을 정복하고 거대한 나무들이 왕으로 군림했던, 세상이 시작될 무렵으로 돌아가고 있는 듯했다. 텅 빈 강, 위대한 침묵, 침입할 수 없는 숲……세상의 시작으로.

—조지프 콘래드,《어둠의 심장》[1]

1

● ● ●

날이 밝기 전에 비가 퍼붓더니, 여덟 시가 되자 올로우미 노천 시장의 습한 공기에 날고기 냄새가 가득 배어들었다. 시장 안으로 들어갈 때, 가봉 항공의 파리행 비행기가 수도인 리브르빌 상공을 지나가고 있었다. 안에 들어서니 바닥이 다이커영양의 옆구리 살, 훈제 호저 고기, 악어 꼬리로 뒤덮여 발 디딜 틈이 없을 정도였다. 그늘 속에서 야윈 털북숭이 팔 하나가 보였다. 갈색 털이 수북한 배에 반쯤 가려져 있는 다리도 하나 보였다. 원숭이는 영원한 잠에 빠진 채, 가죽이 보이는 검은 손바닥을 반쯤 펴고서 드러누워 있었다. 올리브빛의 거북 다리, 얼룩덜룩한 큰도마뱀 꼬리, 코뿔새의 말없는 커다란 부리도 눈에 띄었다. 사방에 눈들이 있었다. 공포에 질려 부릅뜬 눈도 있었고, 햇살이 너무 강한 듯 가늘게 뜬 눈도 있

에이즈 · 아맘딘이라는 침팬지

65

었다. 지치고 풀 죽은 팜넛수리의 모습, 목 잘린 비비의 놀란 듯한 둥근 얼굴도 있었다.

왼쪽 팔뚝이 없는 남자가 오른쪽 어깨에 짊어지고 있던 고양이 만한 콜로부스 원숭이의 축 처진 몸뚱이를 바닥에 내려놓았다. 양 팔에 마른 피가 덕지덕지 달라붙어 있는 노파가 그것을 집어 자기 뒤쪽에 쌓여 있는 원숭이 더미로 내던졌다. 그녀는 원숭이 한 마리를 집어 자기 앞에 갖다놓았다. 그을려서 털을 없앤 원숭이였다. 노파는 칼을 들어 부드러운 살과 관절의 질긴 연골을 잘라낸 다음, 남은 팔과 어깨의 근육을 비닐로 대충 싸서 남자에게 건네주었다. 남자는 그것을 온전한 팔 쪽 겨드랑이에 끼고는 절뚝거리며 사라졌다. 무언가 끔찍한 불행을 당한 모습이었다.

여자들이 하나씩 둘씩 햇볕에 탄 번들거리는 얼굴로 여기저기 돌아다니며 장을 보고 있었다. 오전이 절반쯤 지나자 고기들이 쌓여 있던 탁자들이 텅 비었고, 정오가 되니 몇몇 상인들이 남은 물건을 꾸리는 소리가 이따금 들릴 뿐 올로우미 전체가 고요 속에 잠겼다. 나는 택시를 타고 호텔로 돌아와서 당근 파슬리로 만든 수프로 점심을 때웠다.

내가 가봉에 첫 발을 디딘 것은 1994년이었다. 당시 나는 보스턴 근처에 있는 터프츠 대학 부설 수의과대학 동료들과 함께 그 나라의 삼림 보존 계획을 수립하는 일에 참여하고 있었다. 가봉의 숲은 프랑스 목재 회사들이 빠르게 황폐화하고 있었다. 오지에 자리한 벌목 현장에서 생활하는 수천 명의 벌목꾼들은 내가 그날 아

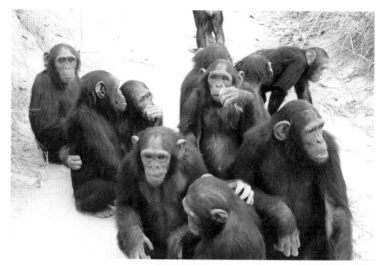

콩고공화국 푸앵트누아르 근처에 있는 침풍가 보호구역의 침팬지들.

침 올로우미 시장에서 보았던 것과 같은 사냥한 야생동물 고기로 연명했고, 식욕을 채워야 했기에 남은 숲에서 고릴라와 침팬지를 비롯해 별로 맛도 없는 온갖 동물들을 깡그리 잡아먹고 있었다. 당시 세계야생동물기금을 비롯한 단체들이 벌목을 감축하면 야생동물 고기의 수요도 줄어들 것이라고 주장하며 나선 덕분에, 그런 사냥이 야생동물을 멸종 위기로 내몰고 있다는 사실이 막 널리 알려지기 시작한 참이었다.

당시만 해도 이런 사냥물 거래가 에이즈 출현에 한몫했을 수도 있다고 생각한 사람은 거의 없었다. 야생동물 사냥이 동물이 지니고 있던 바이러스를 인간에게 전파하는 역할을 했는지는 아직 증명되지 않았지만, 그랬을 것이라고 시사하는 증거들은 계속 늘어나고 있다. 비록 이 바이러스는 정체를 파악하기가 어렵고 끊임없이 변화하며 계속 퍼져나가고 있어서 여전히 수수께끼로 남아 있지만, 그것이 지닌 메시지는 점점 명확해져왔다. 즉 인간의 건강이 우리가 다른 종들과 공유하고 있는 더 넓은 자연계와 동떨어져 있지 않다는 것이다. 에이즈는 의학적인 문제일 뿐 아니라, 생태적인 문제이기도 하다.

2

• • •

흔히 언급되곤 하는 에이즈의 의학적 측면을 다룬 이야기는 1970년대 말 로스앤젤레스에 있는 세 병원 의사들이 동성애 남성들에게 나타나는 일단의 질병들을 보고함으로써 시작되었다. 이 남성들은 대개 면역계가 심하게 손상된 사람들에게만 나타나는 기이하고 치명적인 질병에 걸려 있었다. 1981년 미국 질병통제예방센터(CDC)는 바이러스가 일으키는 것으로 보이는 새로운 면역억제 질병이 출현했다는 보고서를 내놓았다.[2] 그리고 다음 해 '후천성면역결핍증acquired immunodeficiency syndrome', 즉 에이즈AIDS라는 말이 만들어졌다.[3] 이 바이러스는 면역계를 공격함으로써 몸을 다른 감염에 취약한 상태로 만든다. 방사능 낙진에서 동성애자들이 흔히

쓰는 약물에 이르기까지, 이 병의 출현을
설명하기 위해 다양한 이론들이 제기되
었지만 모두 틀린 것으로 드러났다.

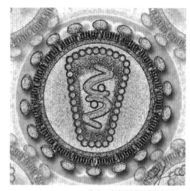

에이즈바이러스(HIV)의 단면도.

그 뒤 몇 년 지나지 않아, 유럽에서
이미 10여 년 전부터 에이즈 환자와 비
슷한 증세를 보이는 면역 결핍증 환자들
이 있었다는 사실이 밝혀졌다.[4] 이들은
모두 아프리카와 밀접한 관계가 있었고,
그것은 문제의 바이러스가 아프리카에
서 출현했을 가능성을 암시했다. 초기 환자 중에 병이 계속 재발하
곤 했던 파리의 포르투갈인 택시운전사가 한 예였다. 그는 몇 년 전
자이레에서 트럭 운전사로 일한 적이 있었다. 그때 앙골라와 모잠
비크 사이의 고속도로를 오가면서 매춘부들과 접촉했을 수 있었다.
벨기에 의사들은 아프리카 중서부에서 비슷한 증상을 보이는 환자
들을 진찰하기 시작했지만, 원인이 무엇인지 갈피를 잡지 못했다.

1990년대에 미국의 연구자들이 1959년 말라리아 연구를 위해
한 반투족 남자에게서 채취해 냉동해놓았던 혈액 시료를 발견하면
서, 에이즈의 아프리카 기원설은 더 힘을 얻었다.[5] 혈액의 주인은 콩
고 강 근처 벨기에령 콩고의 레오폴드빌 출신이었다. 지금의 콩고민
주공화국 킨샤사 지역이다.[6] 시료를 해동해 분석한 과학자들은 그
피 속에서 인간면역결핍바이러스human immunodeficiency virus(HIV),
즉 에이즈바이러스를 발견했다. 현재 이 반투족 남자는 HIV-1에

에이즈 · 아웃딩이라는 침팬지

감염된 첫 사례로 알려져 있다.[7]

하지만 HIV-1이 지리적으로 어디에서 왔다는 것을 안다고 해서 그것이 무엇에서 유래했는지 알 수 있는 것은 아니다. 이 바이러스는 새로운 것일까? 그렇다면 무엇이 그것을 만들어냈을까? 어떤 미지의 동물 창고에 들어 있다가, 기회가 생겨 인간에게 전파된 다음 치명적인 새 질병으로 진화한 것일까? 아니면 오랫동안 인간에게 잠복해 있었던 것은 아닐까? 밖으로 퍼져나가지 못한 채, 처음에 출현한 고립된 마을에 한정되어 있었던 것이 아닐까? 현대에 들어와 사람과 사물의 이동이 활발해지자, 이 오래 전부터 있었던 바이러스가 갑자기 전 세계로 퍼져나간 것은 아닐까?

바이러스가 앞으로 어떻게 행동할지 예측하려면, 그것이 어떤 역사를 거쳐왔는지 이해하는 것이 대단히 중요하다. 처음에 대다수 과학자들이 에이즈 치료법을 개발하는 데 관심을 집중하고 있을 때, 소수의 과학자들은 그것의 기원을 탐색하는 더 고독한 길로 나섰다. 베아트리체 한도 그런 사람이다.

3

• • •

독일에서 태어나고 배운 한은 의대를 졸업한 뒤, HIV의 공동 발견자인 미국인 로버트 갤로의 연구실로 들어갔다. 1995년 그녀는 앨라배마 대학의 교수가 되었고, 밝혀지지 않고 있는 HIV-1의 기원을 찾는 일에 몰두하기 시작했다.

그녀는 내게 이렇게 말했다. "에이즈가 공중 보건에 대재앙이라는 점을 생각하면, 그 바이러스의 기원을 발견하는 데까지 돈과 노력을 쏟아부을 여력이 거의 없다고 해도 놀랄 일은 아니에요." 우리는 2002년 여름에 버밍햄 중심가에 있는 앨라배마 대학 부설 버밍햄 의료 센터 8층에 있는 그녀의 사무실에서 대화를 나누었다. "하지만 그건 바이러스의 기원을 이해하면 병을 통제할 방안이 나올지도 모른다는 사실을 사람들이 깨닫기 전의 일이죠. 그것을 깨닫고 나자 바이러스의 기원 찾기가 큰 관심사로 떠올랐어요."

한은 에이즈 전염병이 여러 번에 걸쳐 출현했다는 점 때문에 그 일이 복잡해졌다고 말했다. 사실 HIV는 두 종류라는 것이 밝혀졌다. "전 세계 에이즈 환자의 거의 99퍼센트가 지니고 있는 HIV-1 같은 바이러스들은 적어도 세 번에 걸쳐 인간에게 유입되었습니다." 두 번째 인간 에이즈바이러스인 HIV-2는 적어도 일곱 번에 걸쳐 동물에게서 사람에게로 전파되었다. HIV-2는 해가 덜하며, 주로 아프리카 서부 지역에 한정되어 있다. 하지만 둘 다 에이즈를 일으키며, 일단 인간 집단 속에 들어오면 급속히 퍼져나간다.

그들이 정확히 어떻게 인간에게로 들어왔는지는 명확하지 않다. "비슷한 유입이 지금도 일어나고 있는지 모르겠지만, 그렇지 않다고 생각할 이유는 전혀 없죠. 오히려 야생동물 고기 거래가 활발해지면서 유입 기회도 늘었어요." 한은 인간을 감염시킬 수 있는 다른 종류의 HIV들이 더 많이 있을지 모른다고 했다. 그들이 이미 인간을 감염시키지 않았다면 말이다.

한이 자신의 연구를 설명하는 모습을 보고 있자니, 지구 생명체들을 위해 소행성을 추적하고 있는 천문학자가 머리에 떠올랐다. 우리는 소행성이 지구에 충돌할 가능성이 극히 적다고 알고 있다. 하지만 아주 오랜 기간에 걸쳐 많은 소행성들이 충돌한다면, 그 영향이 필연적으로 파국을 불러올지도 모른다. 그러나 한이 추적하고 있는 것은 외계 공간에서 오는 황량한 소행성들이 아니다. 그녀는 내부 공간, 즉 인간과 다른 종들이 분리되어 있는 공간에서 진화하고 있는 미생물을 추적하고 있다. 그녀는 HIV의 최근 진화 계보를 재구성해서 그 기원을 추적하는 중이다.

키 큰 열정적인 여성인 한은 독일어 억양이 섞인 말투로 이렇게 주의를 주었다. "HIV가 아니라 HIV들이라고 써야 합니다. HIV는 하나의 바이러스가 아니에요. 종류가 아주 많아요."

그녀가 전화를 받고 사무실 밖으로 나가 팩스를 한 통 보내느라 잠시 대화가 중단되었다. 그녀는 커피를 내온 다음, 몇 분 뒤 돌아와서 자리에 앉아 하얀 머그잔을 청바지 위에 올려놓았다.

그녀는 인간면역결핍바이러스와 가장 가까운 것이 원숭이에게 감염되는 SIV들이라고 설명했다. 하지만 SIV, 즉 '원숭이면역결핍바이러스'라는 말은 대단히 잘못된 용어이다. 그 바이러스는 이 본래 숙주의 면역계에 해를 입히지 않기 때문이다. 심지어 앓게 만드

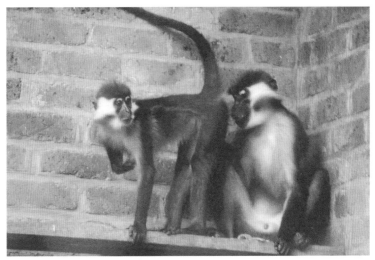

흰목도리망가베이 원숭이. 두 번째 인간 에이즈바이러스인 HIV-2를 옮겼다고 알려져 있다.

는 것 같지도 않다. "원숭이의 면역계가 이 바이러스에 어떻게 대처하는지 이해할 수 있다면, 에이즈를 통제할 단서를 얻을지도 모릅니다. 그 희망이 바로 내 연구를 이끄는 힘이지요."

SIV가 알려진 지는 꽤 되었지만, 그것이 HIV-2와 거의 구별할 수 없을 정도로 비슷하다는 사실이 밝혀진 것은 1980년대 말이다.[8] 아프리카 서부의 숲에 사는 작은 원숭이인 흰목도리망가베이를 통해서였다. 이 발견은 HIV-1도 아프리카의 숲속에 사는 수백 종의 원숭이들 가운데 어딘가에 있을지 모른다는 사실을 강력하게 시사했다. 하지만 정확히 어디에 있다고는 아무도 말할 수 없다. 우수한 과학과 행운이 결합될 때 그것은 발견될 것이다.

4

● ● ●

　　1980년대 중반, 국립보건연구소는 HIV 감염을 억제할 백신 개발에 착수했다. 연구 대상으로 침팬지가 필요했는데, HIV에 오염된 혈액을 사용할지도 모르는 일이어서, 침팬지들이 과거에 우발적으로 HIV에 노출된 적이 없는지 확인해서 추려내야 했다. 그래서 국립보건연구소는 뉴멕시코 주 홀로먼 공군 기지의 앨라모고도 영장류 시험소에 있는 100마리가 넘는 침팬지들을 검사하기 시작했다. 99퍼센트 이상이 '깨끗하다'고 나왔다.

　　하지만 메릴린이라는 침팬지는 검사 결과가 전혀 달랐다. 이 암컷의 피에는 HIV나 그와 비슷한 것에 대한 항체가 가득 들어 있었다. 그 검사로는 몸속에 실제 바이러스가 들어 있는지 알아낼 수가 없었지만, 메릴린의 면역계가 HIV 같은 무언가에 반응한다는 점은 명백했다. 메릴린이 어디에서 바이러스에 노출되었는지는 알 수 없었다. 태어난 아프리카의 숲에서 그랬을 수도 있고, 잡혀 있을 때 그랬을 수도 있었다. 당시에는 그것이 그다지 중요한 문제처럼 보이지 않았다. 그저 양성 반응이 나왔으므로, 메릴린은 백신 실험에 쓸 수 없다는 것만이 중요했다. 하지만 혈액 검사를 한 과학자들이 결과를 발표했을 때, 그것은 사육사들과 연구자들에게 침팬지가 HIV를 지니고 있을 수 있다고 경고를 한 꼴이 되었다.

　　1985년 12월 17일, 메릴린은 출산 후유증으로 사망했다.[9] 으레 그렇듯이 부검이 이루어지고, 조직 시료가 채취되어 메릴랜드의 국립보건연구소에 있는 래리 아서에게 보내졌다. 그는 그것을 냉동 보관했다. 메릴린이 HIV를 지니고 있었는지 아닌지와 상관없이 그 침팬지의 이야기는 그것으로 끝났다. 아니, 그렇게 보였다.

5

● ● ●

1993년경, 메릴린의 조직이 여전히 국립보건연구소에 냉동되어 있을 무렵, 아프리카 중서부의 숲에서 또 한 마리의 침팬지가 흔해 빠진 비극을 맞이했다. 적도기니인지 카메룬인지 위치는 잘 모르겠지만, 어미 침팬지 하나가 총에 맞았다. 사냥꾼 혹은 중간 상인은 그 침팬지의 새끼를 리브르빌로 데리고 와서 아이가 없는 어느 프랑스 치과의사 부부에게 팔았다. 부부는 그 암컷 새끼에게 아망딘이라는 이름을 붙였다.[10] 아망딘은 그 부부의 리브르빌 집에서 예쁘게 꾸며진 자기 방을 갖게 되었고, 가족 앨범에도 아기 옷을 입고 햇빛 가리개를 쓴 모습으로 등장했다. 휴가 때는 함께 스위스 알프스 산맥으로 스키를 타러 가기도 했다.

아망딘은 가끔 앓곤 했다. 식단에 침팬지에게 필요한 과일이 부족했던 것도 한 이유였다. 1988년 '부모'는 아망딘이 마치 마비된

양 몸이 경직된 채 우리에 매달려 울부짖고 있는 것을 발견했다. 그
들은 아망딘의 팔을 풀어 바닥에 눕혀놓았다. 의사가 와서 항생제
와 아스피린 등 몇 가지 처방을 해주었다. 그런데 다음 주 내내 똑
같은 증상이 되풀이해 나타났다. 한번은 왼손이 오그라든 채 펴지
지 않아, 아망딘이 오른손 손가락으로 왼손을 펴려고 애쓰는 모습
이 목격되기도 했다. 왼쪽 팔다리는 제멋대로 경련을 일으켰다. 아
망딘은 다시 비명을 질러댔고, 결국 계속 발작을 일으키는 상태에
이르렀다.[11] 필사적이 된 부모는 아망딘을 비행기에 태워 가봉 프
랑스빌에 있는 영장류 연구 기관인 국제의학센터로 데려갔다.

당시 그 센터의 영장류학 책임자는 미국인 수의사 로버트 쿠퍼
였다. 최근에 쿠퍼는 내게 당시 상황을 말해주었다. "도착했을 때
아망딘은 그저 병에 걸린 한 마리 침팬지에 불과했죠. 세 살 반이라
는 나이에 비해서는 작은 편이었어요. 주인들은 아망딘을 기저귀를
채워 키웠고, 아망딘은 침팬지답지 않게 살고 있었어요. 우리 진료
소에 왔을 때 아망딘은 똑바로 서려고 애쓰다가 바닥에 넘어져서
울부짖기 시작했어요." 꼼꼼한 성격인 그는 당시 상황을 상세히 기
록해두었다.

쿠퍼는 프랑스인 동료 수의사 장 크리스토퍼 비에와 함께 아망
딘의 혈액을 채취했다. 검사 결과 심각한 빈혈 증세가 있어서 그들
은 아망딘에게 수혈을 했다. 그러자 상태가 나아졌다. 한편 비에와
쿠퍼는 야생 영장류 감별 프로그램에 규정된 대로, 혈액 시료로
HIV 검사도 실시했다. 검사 결과가 양성으로 나오자 쿠퍼와 동료

들은 깜짝 놀랐다.[12] 몇 년 전 메릴린에게 쓰였던 검사 방법과 달리, 이번 검사는 HIV-1, 아니 그것과 거의 구별이 안 되는 바이러스가 원숭이 몸속에 실제로 존재한다는 것을 보여주었다. 아망딘이 인간에게서 감염되었을 가능성은 없으므로, 야생에서 자연적으로 감염된 것이 거의 확실했다. 이는 아망딘(그리고 아마도 그 친족들)이 HIV-1의 자연 보균자라는 사실을 시사했다.

그로부터 1년도 채 안 되어, 놀랍도록 비슷한 역정을 겪어온 또 다른 새끼 침팬지가 치료받으러 센터로 실려 왔다. 이번에도 어미는 며칠 전에 총에 맞아 죽은 뒤였다. 주말에 소풍을 나간 프랑스인 부부 두 쌍이 우연히 가봉 북동부의 마콜라마포이 마을을 지나치다가 붙잡혀 온 이 침팬지를 보았다. 침팬지의 팔은 총알에 맞아 곪아 있었다.[13] 두 부부는 사냥꾼에게 그 침팬지를 사서 프랑스빌의 영장류 센터로 데려온 것이다.

GAB2라고 명명된 이 침팬지는 며칠 뒤에 죽었지만, 혈액 시료는 채취된 상태였다. 이 무렵 쿠퍼는 센터를 떠났다(그는 센터를 관리하는 유럽인들이 중요한 발견의 공로를 독차지하기 위해 자신을 해고한 것이라고 주장한다). 그리고 마르틴 페테르와 나중에 그녀의 남편이 되는 에리크 들라포르트가 HIV 침팬지 연구 책임을 맡게 되었다.

GAB2의 혈액을 검사한 결과 HIV 양성 반응이 나타났다. 아망딘과 마찬가지로 이 침팬지도 야생에서 감염되었던 것이다. 연구자들은 HIV-1의 기원을 밝힐 수 있을 것이라는 생각에 흥분했지만, 곧 냉정한 현실과 맞닥뜨렸다. 침팬지를 데려온 두 쌍의 부부는 침

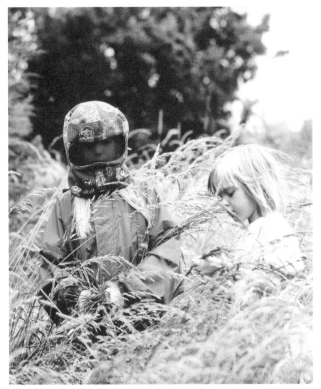

에이즈에 감염된 어린이가 마스크를 쓴 채 여동생과 놀고 있다. ⓒ연합뉴스

팬지와 친해지려다가, 마콜라마포이에서 프랑스빌로 오는 동안 침팬지에게 할퀴어 팔과 다리가 온통 상처투성이였다. HIV 양성 침팬지의 침이 분명 그들의 피 속으로 들어갔으리라. 그렇다면 그들은 HIV에 걸리게 될까? 의사인 들라포르트는 걱정이 태산 같았다.[14] 물론 당사자들도 마찬가지였다. 네 사람이 자신들의 HIV 검사 결과를 초조하게 기다리는 동안, 들라포르트는 그들에게 진정제

를 처방해야 했다.

내가 프랑스 몽펠리에에 있는 사무실을 방문했을 때 들라포르
트는 이렇게 말했다. "실수로 혈액이 HIV에 노출되었을 때에는
AZT라는 약을 쓰는 것이 보통입니다. 쓸 수 있는 유일한 치료제죠.
그래서 나는 모두에게 예방 조치로 AZT를 투여했습니다. 파리에
있는 동료 의사가 약을 보내주었지요. 다행히 검사를 받은 네 명 모
두 음성으로 나왔어요. 하지만 그 사람들이 감염되지 않았다고 해
서, 침팬지가 물어도 바이러스가 전파되지 않는다는 의미는 아닙니
다. 백 번에 한 번 감염되는 것일 수도 있지요. 이번에 그런 일이 일
어나지 않은 데 감사할 따름입니다."

6

● ● ●

그렇게 가봉에서 예기치 않게 HIV 양성 침팬지가 두 마리
발견되자, 이 병의 기원을 탐구하는 연구자들은 환호성을 질렀다.
물론 이 두 마리를 결정적인 사례라고 볼 수는 없었다. 하지만 HIV
양성 반응을 나타내는 세 번째 침팬지가 1990년 유럽에서 발견되
었다. 파리 파스퇴르 연구소의 사이먼 웨인 홉슨은 상세한 유전 분
석을 통해 침팬지들에서 발견된 바이러스 조각들이 진짜로 HIV-1

과 연관이 있다는 것을 입증했다.[15] 그리고 그런 감염이 자연적으로 일어났으므로, 침팬지가 HIV-1의 자연 창고임을 뒷받침하는 증거들이 급속히 늘어나고 있는 셈이었다.

때마침 행운이 찾아왔다. 1998년 초 베아트리체 한은 국립보건연구소의 래리 아서에게 전화를 받았다. "냉동고를 정리하다 메릴린에게서 채취했던 오래된 조직 시료를 발견했어요. 가져다 조사할 생각 있어요?"

"그 말을 듣고 깜짝 놀랐죠." 한은 이렇게 회상했다. 한과 동료들은 메릴린의 조직 시료를 해동해 최신 기술로 분석했다. 그들은 메릴린이 정말로 HIV와 유사한 바이러스에 감염되었다는 증거를 찾아냈다. 앞서 추측했던 것이 사실로 드러난 것이다. 메릴린은 잡혀 있는 동안 실험을 받다가 감염된 것일까, 아니면 야생 상태에 있을 때 HIV를 얻은 것일까? 한은 메릴린의 과거를 추적하기 시작했다. 잡혀 있을 때 감염되었을 가능성이 있는지 알아보기 위해, 메릴린이 어떤 실험들을 받았는지 하나하나 조사했다. 메릴린은 수십 차례에 걸쳐 실험 대상이 되었던 것으로 나타났다.

자료들을 종합한 결과, 메릴린은 1963년 두세 살 무렵에 고아가 되어 사냥꾼에게 잡혀서 미국으로 수송된 듯했다. 미국에 와서는 캔자스 시립 동물원에서 잠시 지낸 듯했다. 그 해 7월에 메릴린은 우주 비행 실험에 쓸 침팬지들을 모으기 시작한 홀로먼 공군 기지로 보내졌다. 한은 메릴린이 생포된 뒤 어떻게 살았는지 상세히 조사한 끝에, 메릴린이 아마 야생 상태에서 감염되었을 것이라고 결론을 내렸다.

한은 환호성을 질렀다. 야생 상태에서 감염된 침팬지가 또 하나 발견됨으로써 그녀의 가설은 더 확고해졌다. 메릴린, 아망딘, GAB2 (셋 다 같은 아종에 속했다)에게서 나온 증거들은 HIV-1이라는 천벌이 판 트로글로디테스 트로글로디테스Pan troglodytes troglodytes 아종에서 유래했다는 주장을 뒷받침했다.

한은 이 발견들이 언젠가는 에이즈를 통제할 단서를 제공할 것이라고 기대하고 있다. 그런데 침팬지들은 어떻게 감염되어도 건강해 보이는 것일까? 바이러스를 중화하

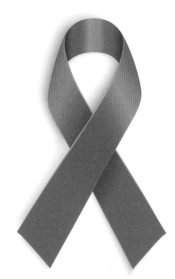

에이즈 예방·퇴치 운동을 상징하는 붉은 리본.

는 침팬지의 면역계를 통해 인간의 감염을 예방할 방안이 도출될 수도 있을 것이다. 그 발견은 한 자신에게도 시야를 더 넓힐 수 있는 깨달음을 주었다. 그녀는 생각에 잠긴 듯한 어조로 말했다. "HIV-1 기원 연구를 시작했을 때 저는 의학자였어요. 그 바이러스가 침팬지에게서 왔다는 것을 알고 그 동물들이 어떻게 살육되고 있는지를 보고 나니, 뜻하지 않게 보호론자가 되고 말았죠. 침팬지들은 사냥당해 멸종 위기에 몰려 있어요. 그들이 죽으면 그들이 줄 수 있는 단서들도 사라져요. 목표가 공중 보건을 보호하는 것이든 위기에 빠진 침팬지를 보호하는 것이든 상관없어요. 두 목표는 하나이면서 똑같은 것이니까요. 믿고 싶지 않겠지만, 우리는 동물 세

계에서 떨어져 나온 것이 아니에요."

7

● ● ●

　　인간이 감염된 동물의 고기를 다루다 에이즈에 걸린다는
이론을 더 깊이 탐구하기 위해, 1998년 마르틴 페테르와 에리크 들
라포르트는 아프리카인 동료들과 함께 카메룬의 시장을 돌며 수백
점의 고기 시료를 모아 바이러스 검사를 했다. 결과는 시료의 20퍼
센트 이상이 SIV에 감염된 것으로 나타났다. 이는 대단히 높은 감
염률로서, 이론적으로 볼 때 많은 사람들이 매일 이 바이러스에 노
출되는 셈이다. 게다가 그들은 검사 과정에서 새로운 SIV들도 발견
했다. 그것들은 인간을 감염시킬 능력을 지니고 있는데, 정확히 어
떤 조건에서 그런 능력이 가장 잘 발휘되는지는 아직 밝혀지지 않
고 있다.

　　페테르는 이렇게 말했다. "시장에 가보면 손과 팔이 동물의 피
와 고기로 온통 범벅이 되어 있는 여자들을 많이 볼 수 있어요. 이
론적으로 보면, 그 바이러스의 전파를 위한 완벽한 무대가 마련된
셈이죠. 야생동물 고기는 엄청난 바이러스 창고예요. 그 안에 들어
있는 아직 알려지지 않은 바이러스들이 사냥꾼과 상인에서 그것을

집으로 사오는 사람에 이르기까지 수많은 사람들을 감염시킬 가능성이 아주 높아요. 우리는 도살할 때 피와 고기에 닿거나 물리거나 아니면 오줌과 접촉했을 때 뭐가 인간에게 전파되는지 전혀 알지 못합니다."

이런 미지의 바이러스를 우려하는 사람이 페테르만은 아니다. 미국 질병통제예방센터의 에이즈 전문가인 헤럴드 재프는 《뉴욕 타임스》에 이렇게 썼다. "지금의 방법으로는 검출할 수 없는, 인간에게 전파될 수 있거나 이미 전파된 또 다른 바이러스들이 저 바깥에 있다는 것은 우리 모두의 악몽이다. 다음 번 HIV 전염병을 검출해내지 못하기를 바라는 사람은 아무도 없을 것이다."[16]

사람들이 그런 바이러스를 지니고 있는 원숭이의 피와 체액에 더욱더 자주 접촉하면서 바이러스가 인간에게로 넘어올 새로운 기회들이 계속 생기고 있기 때문에, 우려를 그칠 수가 없다. 페테르는 이렇게 말했다. "콩고 분지와 아프리카에서 사하라와 접한 지역에서는 언제나 야생동물 사냥이 중요한 생계 수단이 되어왔어요. 게다가 지난 몇십 년 동안 사냥이 더욱 심해졌죠. 벌목 작업으로 깊은 숲속까지 도로가 생겼어요. 대부분 유럽 기업들이 주도하고 있습니다. 그러면 사람들이 대규모로 들어가게 되고, 벌목 작업을 지원할 사회적 경제적 망이 생깁니다. 수천 명이 들어가 생활하는 벌목 현장도 많이 있어요. 그들의 주된 식량 공급원 중 하나가 바로 야생동물 고기입니다."[17]

8

● ● ●

나는 가봉의 오지 마을인 로페의 기차역 시멘트 바닥 대
합실에서 하염없이 기차를 기다리고 있었다. 로페는 로페 동물 보
호구역 옆에 있는 마을인데, 이 야생동물 보호구역에서는 침팬지
같은 동물들의 불법 사냥이 만연했다. 날이 저물고 밤이 깊어갔다.
밤 11시가 다 되어가는데, 리브르빌행 기차는 이미 두 시간 연착되
고 있었다. 벌새만 한 곤충들이 역의 흐릿한 불빛 아래서 윙윙거리
며 날아다녔다. 화물열차가 대합실을 지나갔다. 보잉 737기보다 더
큰 나무줄기들이 가득 실려 있었다. 나는 작은 가방을 머리 밑에 괴
고서 따뜻한 시멘트 바닥에 누워 깜박 졸았다. 깨어나 보니 20분이
지나 있었다. 옆에 한 여자가 서서 손잡이가 달린 밝은 색깔의 비닐
쇼핑 가방 두 개를 지키고 있었다. 그 위로 파리 떼가 우글거렸다.
그녀는 건성으로 파리들을 쫓았다. 일어나서 보니, 한쪽 가방 위로
작은 동물의 갈색 털과 검은 주둥이가 튀어나와 있었다. 이 부지런
한 여자는 잡은 야생동물 고기를 리브르빌의 시장으로 팔러 가는
모양이었다.

몇 시간이 더 지나고 마침내 리브르빌행 기차가 어둠 속에서
나타났다. 그 뒤 여섯 시간 동안 기차는 삐걱거리고 덜컹거리면서
서다 가다를 반복했다. 한 정거장에서 젊은 여자가 남자의 도움을
받아 커다란 짐 보따리 세 개를 객차로 들고 왔다. 보자기 하나는

피로 얼룩이 져 있었다. 날이 밝을 무렵 기차는 거대한 나무들이 벽처럼 둘러싸고 있는 곳을 통과해 수평선 너머까지 뻗어 있는 넓은 강들을 가로질러 갔다. 보슬비가 내리면서 숲에 물안개가 드리웠고, 날이 밝으면서 사람들 사이에서 대화와 웃음이 터져나오기 시작했다.

Six Modern

and How We Are Causing Them

Plagues -

살모넬라 DT104 **3**

항생제 내성의 행로

Six Modern Plagues- and How We Are Causing Them

1

• • •

      1997년 5월 초의 어느 쌀쌀한 아침에 신시아 홀리는 버몬트 주 챔플레인 계곡의 초록으로 가득한 구릉지에 있는 목조 농가에서 나와, 도로를 가로질러 소들에게 여물을 주러 갔다. 홀리는 자신이 좋아하는 송아지인 2개월 된 에비타가 눈이 퀭하니 들어가고 배가 기괴하게 부풀어오른 채 생기가 전혀 없는 것을 보고 기겁했다. 분명 어제만 해도 멀쩡했는데.

    동물을 다루는 데 능숙한 홀리는 에비타에게 암피실린을 투여하고 바늘로 배에 찬 기체를 뽑아냈다. 하지만 한 시간 뒤 에비타의 상태는 더 나빠졌다. 수의사인 밀턴 로비슨이 와서 심한 탈수 증세를 덜기 위해 묽은 액체를 주고, 암피실린을 더 투여하고 소염제도 주사했지만 소용이 없었다. 그날 밤 9시에 에비타는 땀에 젖은 머리를 홀리의 무릎에 댄 채 숨을 거두었다.

　다음 날 아침이 되니 송아지 서너 마리가 더 병에 걸렸고, 로비슨이 다시 찾아왔다. 그는 소 떼 전체에 설사를 일으키곤 하는 세균인 살모넬라가 퍼진 것이 아닐까 의심했다. 암피실린 주사는 살모넬라 감염이 일어나 내장에 구멍이 뚫려 바이러스가 혈액으로 침투해 피가 섞인 설사가 나올 때에도 효과를 보이곤 하는 처방이었다. 하지만 이번에는 그렇지 못했다.

　곧 600에이커에 달하는 헤이어힐스 농장에 있는 소 147마리 중 22마리가 앓기 시작했다. 어른 소 서너 마리도 포함되어 있었다. 며칠 지나지 않아 13마리가 죽었다. 전염병을 우려한 로비슨은 죽은 소 몇 마리에게서 조직 시료를 채취해 뉴욕 이타카에 있는 코넬 대학 부속 수의과대학에 보내 분석을 의뢰했다.

　코넬 대학은 로비슨의 의심을 확인해주었다. 하지만 이 살모넬라균은 평범한 것이 아니었다. 분석 결과 그 균주는 암피실린뿐 아니라 다른 네 가지 항생제에도 내성을 지니고 있었다. 새로운 균주가 출현한 것이 아닐까 우려한 코넬 대학 연구진은 시료를 다시 아이오와 주 에임스에 있는 국립수의학연구소로 보냈다. 그러자 그 균주가 3년 넘게 영국을 비롯한 여러 지역에서 가축들과 사람들까지 위협하고 있는 치명적인 변종 살모넬라 티피무륨Salmonella typhimurium DT104라는 답변이 왔다. 홀리의 아픈 소들은 미국에서 DT104가 인간에게 감염되는 세 번째 사례의 전주곡이었다. 첫 번째 사례는 1996년 북동부에서 나타났다. 네브래스카 주 맨리라는 작은 마을의 학생 19명이 감염되었다. 감염된 소를 통해 오염된 초콜릿 우유를 마신 것이 원인이었다.[1] 다행히 죽은 아이는 없었다.

이어서 홀리의 소들이 앓기 6개월쯤 전에 워싱턴 주 야키마 카운티와 캘리포니아 북부에서 살균 처리를 하지 않은 부드러운 멕시코식 치즈를 먹고 150명 이상이 앓아누웠다.[2] 하지만 미국 동부에는 아직 그 병이 알려지지 않은 상태였다. 그래서 오랫동안 소들을 돌봐왔음에도 홀리는 한 번도 그런 것을 본 적도 겪은 적도 없었다. 자신이 앓아누워야 한다는 것도 말이다.

2

• • •

살모넬라의 과학사는 1885년, 병리학자 시어벌드 스미스가 돼지의 조직에서 그것을 분리해내면서 시작되었다.[3] 하지만 이 세균의 이름은 코넬 대학에서 스미스의 지도 교수였던 수의사 대니얼 샐먼의 이름을 딴 것이다. 샐먼이 뻔뻔스럽게도 발견의 영예를 빼앗은 것이다.

'살모넬라' 라는 명칭은 수많은 종의 내장에서 살고 있는 세균 속屬의 한 종류를 일컫는다.[4] 살모넬라는 많은 동물에게 병을 일으키지는 않지만, 인간을 비롯한 일부 동물들에게는 치명적일 수 있

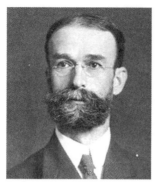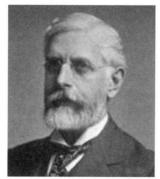

시어벌드 스미스(왼쪽)와 대니얼 샐먼. 살모넬라를 처음 발견한 사람은 스미스지만, 살모넬라균의 이름은 지도 교수였던 샐먼의 이름을 따 붙여졌다.

다. 증상의 정도는 주로 감염된 살모넬라가 어떤 종류인가에 따라 달라진다. 살모넬라 티피무륨과 그 변종들은 종종 식중독을 일으키곤 한다.

살모넬라 티피무륨 중에는 자연적으로 진화한 종류들도 있다. 반면 인간에게 가장 위험한 것들을 비롯해서, 인간의 행위를 통해 우연히 만들어진 것들도 있다. 세균 균주는 항생제가 듣지 않을 때 특히 위험한 것이 된다. 즉 살모넬라 티피무륨균이 항생제 내성을 획득했을 때가 그렇다. 자연적으로 항생제 내성을 지닌 균주들도 일부 있지만, 대부분은 인간이 약을 지나치게 남용해서 생긴 것이다. 약물들에게 자주 공격당하는 세균들은 자연선택이라는 현상을 통해 그 약물들에 익숙해지게 된다. 사람이 저마다 다르듯이, 세균들도 대부분 다 다르다. 그리고 특정한 병에 남보다 더 잘 걸리지 않는 사람이 있듯이, 세균들 중에도 특정한 환경에서 더 잘 살아갈 수 있는 것들이 있다. 항생제와 접촉하면 대다수 세균들은 죽겠지만, 잘 견디는 몇몇 세균들은 살아남을 것이다. 이것이 항생제 내성 획득의 첫 단계이다.

살아남은 세균들은 다음 세대의 기반이 되며, 물론 자신의 형질을 자손에게 물려준다. 따라서 다음 세대에는 똑같은 항생제에 노출되었을 때 살아남는 세균들이 더 많아질 것이다. 이렇게 계속해서 약물에 노출되면, 자연선택 과정을 통해 세대가 지날수록 내성을 지닌 세균들이 더 많아지게 된다.

세균이 항생제에 자주 노출되는 한 가지 환경은 대규모 가축 사육 시설이다. 이런 곳은 대개 비위생적이고 몹시 비좁기 때문에, 생산자들은 소 같은 동물들에게 전염병이 돌지 않도록 자주 약물을 쓰곤 한다. 단기적으로 보면, 동물들을 늘 깨끗하게 돌보는 것보다는 약물을 쓰는 편이 비용이 적게 든다. 또 항생제가 섞인 사료를 동물들에게 지속적으로 먹이면 좀 더 빨리 성장하므로, 생산자들의 소득도 더 높아진다. 게다가 농민들은 단기적으로 효과가 있기 때문에 새로 태어난 송아지들에게도 항생제를 먹이곤 한다. 이런 생산자들은 새끼를 낳자마자 어미 소를 다시 착유장으로 돌려보내고, 태어난 송아지들은 다른 시설로 보내 수천 마리의 송아지들을 한데 모아 키운다. 어미의 젖에는 천연 항생제가 들어 있는데, 송아지들이 먹을 수 없는 상황이므로 대신 감염을 막기 위해 항생제를 주는 것이다.

불행히도 소의 창자에서 이런 항생제 살육에 살아남은(거의 언제나 살아남는 것들은 있기 마련이다) 세균들은 항생제에 강한 저항력을 지니고 있다. 그리고 세포벽의 조성이 개체마다 다르듯, 무수한 유전적 변이들이 있으므로 다른 세균들이 죽을 때에도 살아남는 세균들이 있다.

살모넬라 감염의 마지막 단계는 이런 내성을 띤 세균들이 조리가 덜 된 고기나 다른 오염된 물건을 통해 사람의 몸속으로 들어오는 것이다. 슈퍼마켓에서 들고 온 고기에도 종종 살모넬라 같은 세균들이 남아 있다. 요리하기 전 고기의 포장을 뜯거나 손질할 때 육즙이 흘러 조리대나 식기를 오염시켰다가 음식에 묻어 결국 우리 입 속으로 들어올 수 있다. 세균들은 일단 위장으로 들어오고 나면, 창자를 지나 창자의 벽을 이루고 있는 세포 속으로 들어가 염증과 통증을 일으킬 수 있다. 몸에서 열이 날지도 모른다. 건강한 사람이라면, 창자의 면역 세포들이 뒤를 추적해 침입자들을 죽이고, 병은 잠시 설사를 하는 것으로 끝날 수도 있다. 하지만 환자가 노인이나 유아처럼 면역 능력이 떨어지거나, 세균의 병원성이 아주 강할 때는 침입자들이 창자에 구멍을 뚫어 설사에 피가 섞여 나오고, 세균들이 창자의 벽을 뚫고 혈관 속으로 들어가는 심각한 상황이 벌어질 수도 있다. 소의 위장이나 창자에 들어갔던 세균이 사람에게 옮겨 왔을 때는 보통 일시적으로 가벼운 설사를 일으키는 것으로 그만이다. 세균이 살모넬라 티피무륨 같은 심각한 식중독을 일으키는 병원체라면, 대개 항생제를 단기간 투여하면 치료가 된다. 하지만 해를 입히는 세균 균주가 이미 농장에서 항생제에 적응했다면, 그런 치료법을 써도 살아남을지 모른다. 그러면 쉽게 치료할 수 있는 식중독이 순식간에 치명적인 것으로 변할 수 있다.

하나의 세균 균주가 충분히 오랫동안 다양한 항생제들에 노출된다면, 내성의 폭이 넓은 아주 강력한 자손이 나타날 가능성이 높다. 게다가 양어장에서 살면서 내성을 지니게 된 세균이 새의 몸속으로 들어가 축사 근처로 운반되면, 그 세균은 다른 세균들과 유전물질을 교환해서 내성을 다른 세균들에게 전달할 수도 있다. 고도의 적응력을 지닌 살모넬라 티피무름은 새, 소, 양서류 등 많은 종들을 감염시킬 수 있기 때문에, 항생제에 내성을 띤 병이 종의 경계를 뛰어넘어 금방 전파될 수 있다. 가장 위험한 형태의 살모넬라균들 중에 대규모 축사 시설에서 진화한 것들이 있다고 해도 놀랄 일은 아니다. 이런 전염병들은 종종 대규모 생산자에게서 시작되어 헤이어힐스 농장 같은 소규모 농장을 감염시키곤 한다.

오늘날에는 세균도 고속도로로, 더 나아가 국제 항공 편이나 배편으로 이동한다. 쉴 새 없이 국제 무역이 이루어지고 있는 세계에서는 모든 사람들이 서로 연결되어 있기 마련이다. 헤이어힐스 농장의 세균은 영국에서 소나 사료가 배로 운반되어 올 때 함께 따라온 것일지도 모른다.

3

● ● ●

신시아 홀리는 5월 16일 금요일에 약 35킬로미터 떨어진 벌링턴으로 갔다. 미용실에서 순서를 기다리던 그녀는 갑자기 배에 격렬한 통증을 느꼈다. 허리가 앞으로 완전히 꺾일 정도였다. 미용사는 그녀를 안쪽 방에 눕혀놓고 홀리의 가족에게 전화를 걸었다. 언니와 어머니가 와서 홀리를 차에 태우고 집으로 돌아왔다. 집에 오자 설사와 구토가 시작되었다. 밤이 깊어갈수록 그녀는 점점 더 쇠약해졌다. 다음 날 홀리가 아무것도 삼키지 못하자, 어머니는 그녀를 닦달해서 세인트올번스 근처에 있는 노스웨스트 의료 센터로 데려갔다. 도착할 무렵, 그녀는 누가 부축해주지 않으면 걸을 수 없을 정도로 약해진 상태였다.

4

● ● ●

DT104가 가축에게 출현한 약물 내성을 지닌 최초의 살모넬라 티피무륨은 아니다. 돌이켜보면, 그보다 앞선 형태들은 지금과 같은 방식으로 가축 사육을 계속하면 가장 기이한 살모넬라가

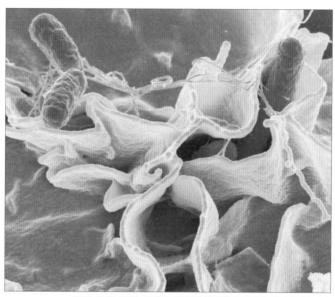

사람의 세포에 침투한 살모넬라 티피무륨균(붉은색)을 보여주는 전자 현미경 사진.

계속 만들어질 것이라는 경고였다. 사육 방식은 변하지 않았다. 그
리고 살모넬라는 변했다.

  영국에서 약물 내성 살모넬라 티피무륨이 처음 대규모로 퍼진
것은 1960년대 초였다. 이른바 '29형'이라는 이 균주는 당시 유례
가 없을 정도로 항생제에 저항했다. 런던 공중보건연구소가 추적한
바에 따르면, 29형은 1963년이 되자 가축에게 흔히 쓰이던 두 가지
항생제에 내성을 띠게 되었다.[5] 이어서 곧 테트라시클린 내성도 획
득했고, 1964년 초에는 다른 두 가지 항생제에도 내성을 얻었으며,
다시 몇 달 뒤에는 또 두 가지 항생제에 내성을 갖게 되었다. 1965

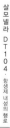

년이 되자, 영국의 소에게서 검출한 살모넬라 29형 중 95퍼센트 이상이 항생제 내성을 지녔으며, 일곱 가지 항생제에 내성을 지닌 희귀한 것들도 나타났다.[6] 영국에서 살모넬라 29형 식중독에 걸린 것으로 확인된 약 500명 중 6명이 중태였다.[7] 이 전염병의 기원을 추적해보니 앳킨슨이라는 가축 상인에게 이어졌다. 그는 항생제를 과다 사용했는데도 병에 걸린 송아지들을 사서 영국 전역에 팔고 있었다. 병든 송아지를 불법 판매한 죄로 기소되자, 앳킨슨은 자동차를 나무에 들이받아 자살하고 말았다.[8]

1960년대 중반 공중보건연구소의 E. S. 앤더슨은 살모넬라 29형이 "거의 전적으로 소에게서 유래"한 것이라고 결론지었다.[9] 그는 이렇게 경고했다. "가축을 키울 때 항생제와 기타 약물을 사용하는 행위를 전반적으로 재검토할 시기가 도래한 것이 분명하다."[10] 영국 학술지 《뉴 사이언티스트》는 사설에서 동물의 성장을 촉진하기 위해 항생제를 사용하는 행위를 "전면 폐지해야 한다"고 주장했다.[11]

미국의 의사들이 같은 일이 미국에서도 벌어질 수 있다고 우려하자, 1968년 《뉴잉글랜드 저널 오브 메디신》은 사설에서 항생제가 무용지물이 되어 전염병에 대처하는 현대의 주요 수단 하나가 사라져버릴 수 있다고 경고했다. 폐렴처럼 치료가 가능한 흔한 질병들도 전염병이 되어 수많은 사람들을 죽음으로 몰아넣을 수 있다고 말이다. "과감한 조치가 취해지지 않는다면, 전염병을 치료하는 의사들은 항생제가 없었던 중세 시대로 돌아가는 상황에 처할지 모른다."[12]

미국 식품의약청(FDA)도 그런 경고가 일리가 있다고 동의했다. "가축의 사료와 물에 사용되는 항생제를 더 엄격히 통제해야 한다는 주장을 뒷받침하는 자료들은 충분하다."[13] FDA에서 항생제 특별 조사단을 맡고 있는 수의사 밴 하웰링은 무차별적인 항생제 사용이 "하나 또는 여러 항생제에 내성을 지닌 세균들이 선택되어 발달해서 인간을 감염시킬 수 있는 조건을 형성한다"고 설명했다.[14] 이 논리는 수많은 종류의 세균들에게도 적용되었다. 1970년대 초에 FDA는 적어도 항생제를 성장 촉진제로 쓰도록 허가한 것은 철회되어야 한다고 결론을 내렸다.[15]

제약 산업계는 즉시 언론 매체와 학술지 지면까지 동원해서 FDA의 결론을 반박했다. 맨 처음 가축용 항생제를 시판한 회사 중 하나인 리덜 사에서 일했던 생화학자 토머스 주크스는 1973년 《어드밴시스 인 어플라이드 마이크로바이올로지》에 논문을 발표해 FDA를 비난했다. FDA의 결론이 부분적으로 "기존 가치 체계가 거부됨으로써 생긴 지적 진공 상태를 틈타 고위 사제들을 잠입시킨 음식 분야의 엉터리 사교 집단"에 기댄 것에 불과하다는 논리였다.[16] 그는 당시 미국 의회에 상정된 "방부제, 호르몬제, 항생제, 또는 기타 합성 첨가물을 처리하지 않고 유기적으로 재배한 식품을 법으로 규정하려는" 두 개의 법안이 바로 그런 사교 집단이 판치는 증거라고 말했다.[17] 또 주크스는 항생제가 사람들이 먹는 몇몇 음식에 일상적으로 사용되고 있다고 주장했다.[18] 그는 질병이 줄어들고 환자와 사망자 수가 줄어드는 데다 "성장이 약간 또는 적절히 촉진된다"고 하면서 "나는 클로로테트라시클린이 가축들에게 했던 일을 아이들에게도 했으면 하고 바란다"고 썼다. 소에게 그랬듯이, 그는 항생제가 저개발국에 사는 수많은 사람들의 영양실조와 인구 과밀과 비위생적인 생활 조건을 개선할 수 있다고 믿었다.[19] 그는 "이것은 닭과 돼지를 몰아넣고 키우는 상황과 비슷해 보인다"고 하면서, 인간도 비슷한 혜택을 누릴 수 있을 것이라고 결론을 내렸다.

미국은 가축에 대한 항생제 사용을 제한하는 조치를 전혀 취하지 않았지만, 1970년 영국 의회는 가축 생산자들과 제약업계의 강력한 반발을 무릅쓰고 성장을 촉진하기 위해 쓰이던 항생제를 대부분 금지시켰다. 다음 6년 동안 살모넬라 29형에 걸린 사례는 줄어들었다.[20] 항생제 사용이 줄어들자 내성을 지니지 않은 세균들이 다시 자리를 잡은 때문인 듯했다. 즉 항생제가 없으면, 내성을 지닌 세균들을 그렇지 않은 세균들보다 생존에 유리하게 해주었던 요인이 사라지는 것이다. 그런데 불행히도 1970년의 법은 곧 시판될 새로운 항생제들은 규제 대상에서 누락시켰다. 10년 뒤 새로운 항생제들이 가축에 사용된 결과 또 다른 살모넬라 전염병이 발생했다. 항생제를 계속 대량으로 사용하면 공중 보건에 심각한 위협이 된다는 두 번째 경고였다.

1973년경에서 1980년까지 영국의 소들에게서 내성을 지닌 새로운 유형의 살모넬라균들이 출현하기 시작했다. 가축들에게 항생제를 마구 쓴 것이 주된 원인이었다. 여러 약물에 내성을 지닌 새 균주 하나는 영국 남부의 농장 50곳 이상을 초토화한 뒤 케임브리지셔와 요크셔까지 퍼져나갔다.[21] 몇 년 뒤 항생제 사용을 조사하는 상원 위원회가 열리고, 여기서의 증언을 통해 그런 상황을 야기한 어리석은 행동들이 낱낱이 드러났다. 한 증인은 항생제가 사용되는 방식을 보고 있으면, "한 남자가 엠파이어스테이트 빌딩에서 몸을 던지고는 각 층의 창문을 지나칠 때마다 '아직은 괜찮아, 아직은 괜찮다고!' 이렇게 중얼거리는 모습이 생각난다"고 말했다.[22]

영국에서 동물에 쓰이는 약물 제조회사들을 대변하는 전국동물보건사무소는 "새로운 항생제가 지속적으로 개발되고" 있으므로 가축에게 항생제를 계속 사용해도 아무 문제가 없다고 주장했다. 내성을 지닌 세균 균주가 출현하면, 제약업계가 그것을 막을 새로운 약을 개발할 것이라는 논리였다. 그들은 '새로운' 항생제가 주로 기존 항생제에서 파생된 것이므로, 세균들이 예전의 항생제뿐 아니라 새로 나온 항생제에도 내성을 지닐 가능성이 아주 높다는 말은 쏙 뺐다. 게다가 여러 항생제에 내성을 지닌 세균에 대처할 수 있는 새로운 항생제를 개발하는 일은 사실 기업들이 새 항생제 개발에 쓸 연구비를 수익이 더 남는 항암제 같은 약물 쪽으로 돌리면서 금방 지지부진해지곤 했다.[23]

영국과 미국에서 살모넬라 전염병이 계속 돌자, 1977년 미국 FDA는 가축의 성장 촉진제로 쓰이는 특정한 항생제들의 사용 허가를 취소하자는 안을 내놓았다. 하지만 의회는 국립과학아카데미 산하 국립연구위원회가 농업용 항생제에 대한 보고서를 내놓을 때까지는 조치를 취하지 말라고 FDA에 요구함으로써 권고를 묵살했다.

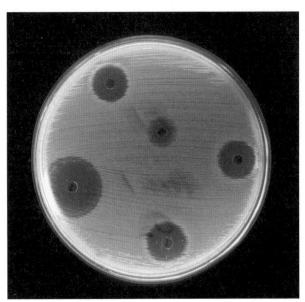
황색포도상구균의 항생제 반응을 시험하는 모습.

당시 여섯 건이나 되는 깊이 있는 과학적 평가 보고서가 이미 나와 있었고, 주요 과학 문헌들을 보면 농업 분야의 항생제 남용이 인류의 건강에 위협이 된다고 폭넓게 합의가 이루어진 상태였다.[24]

하지만 국립연구위원회 보고서는 절대적인 증거, 즉 결정적 증거가 없으므로 경제적 편익을 위해 항생제를 계속 사용해야 한다고 결론을 내렸다. 또 이 보고서는 동물에게 쓰는 항생제와 약물 내성을 지닌 세균이 일으키는 인간 식중독의 결정적인 연관성을 입증하기가 거의 불가능하다고 지적했다. 전파의 증거인 오염된 음식이 대개 사람이 앓아눕고 조사가 시작될 때면 이미 폐기되고 없기 때문이다. 몇몇 동물 항생제 기업들에 자문을 해주고 가축에게 항생제를 무제한 사용하도록 하자고 공공연히 주장하던 텍사스 대학 부속 보건대학의 라울 스텔론스가 바로 보고서를 작성한 위원회의 의장이었으므로, 보고서가 항생제를 계속 사용할 것을 권고했다고 해도 놀랄 일은 아니었다.[25] 국립연구위원회 보고서가 나온 지 얼마 뒤에 스텔론스는 잡지에 기고한 글에서 이렇게 밝혔다. "나보고 결정을 하라고 하면, 돼지 사육가들이 돼지를 키울 때 원하는 항생제를 모두 사용할 수 있도록 하겠다."[26]

1982년 하버드 의대의 연구자들은 테트라시클린 내성을 지닌 세균에 감염되어 병에 걸린 사람들을 조사해 이 병이 동물에게 테트라시클린을 사용함으로써 생긴 것임을 밝혀냈다. 예기치 않게 결정적 증거가 발견된 것이다. 유전자 지문 기술을 적용한 결과 가축에게 있는 세균들과 환자들에게 있는 세균들이 정확히 일치했다. 토머스 오브라이언과 동료들은 음식을 증거로 내세우지 않은 채 문제를 해결한 셈이었다.[27] FDA는 이 연구가 결정적인 증거를 제시했다고 보았다. 그래서 "충분한 연구가 이루어진 것이 분명하다"고 하면서, 가축에게 사용되는 특정한 항생제들을 제한하거나 금지하는 것을 정당화하기 위해 다른 증거를 더 들이댈 필요가 없다고 결론을 내렸다.[28]

10년 전에 FDA의 금지 조치를 지지했던 밴 하웰링은 그 사이에 돼지 산업계의 자문위원으로 변신해 있었다. 그는 안면을 싹 바꾸어 FDA의 최근 결론을 반박했다. 사료에 약물을 넣지 못하도록 금지

했지만, "역사적으로 보면 별 차이가 없는 것으로 나타났다"는 주장이었다. 하지만 영국이 1970년에 특정한 항생제들을 금지한 뒤 어떻게 달라졌는지 살펴보자 그의 주장과 정반대임이 드러났다.[29]

그러나 가축에게 항생제 사용을 제한하자는 요구를 의회가 계속 받아들이지 않았기 때문에 FDA는 해롭다는 결론을 내려놓고도 아무런 조치를 취하지 못했다. FDA의 예산을 심의하는 의회 소위원회는 미국 농무부의 예산도 다루고 있었기에[30] 농업 분야의 이해관계에 크게 영향을 받을 수밖에 없었다.

5

● ● ●

신시아 홀리가 응급실에 도착하자, 의사가 물었다. "어디가 아파요?"

"급성 위염이에요." 그녀는 농장에서 의학 용어를 쓰는 데 익숙했으므로 신음하면서 그렇게 말했다. 그 병원체가 인간도 전염시킬 가능성이 높다고 경고한 수의사의 말이 떠올라 그녀는 이렇게 덧붙였다. "소들도 걸렸어요. DT104 같아요."

의사는 DT104가 무엇인지 한 번도 들어본 적이 없었다. 다음 날 버몬트 대학을 나온 의사 매러 비접스가 환자를 인계받았다. 하지만 그녀 역시 DT104가 무엇인지 들어보지 못했다.

내가 버몬트 주에 있는 병원으로 찾아갔을 때 비접스는 이렇게 말했다. "신시아는 의학적으로 특이한 사례였죠. 저는 살모넬라균 때문에 병에 걸린 사람은 한 번도 본 적이 없었어요. 혈구 수를 세어보니 심하게 중독된 것으로 나타났어요. 안색은 창백했고요. 피가 섞인 설사 때문에 탈수 증세가 심했죠. 첫날 밤 우리는 그녀를 살리기 위해 온갖 시도를 다 했어요. 그녀는 며칠 동안 아무것도 먹지 못했어요. 그녀를 잃을까 정말 두려웠죠. 우리는 DT104를 다룬 논문을 몇 편 찾아냈고, 나는 신시아의 수의사와 주에서 일하는 수의사에게 전화를 걸었어요. 그들은 동물에게서 그 세균을 접했을 테니까요. 그들은 내게 무엇 무엇을 조심하라고 경고하더군요. 정말 겁이 났어요."

비접스는 심한 살모넬라 감염 증세를 보이는 환자들을 치료할 때 쓰는 약이 서너 가지 있다는 것을 알고 있었다. 암피실린은 거의 늘 효과가 있었지만, DT104를 집중적으로 공부한 비접스는 이번에는 그 약이 쓸모가 없으리라는 것을 알았다. 박트림이라는 복합 항생제도 있었지만, 다른 많은 사람들처럼 홀리도 그 약에 알레르기를 보였다.[31] 따라서 비접스에게는 환자의 생사를 가를 대안이 두 가지밖에 남아 있지 않았다. 하나는 세팔로스포린이었다. 이 약은 살모넬라 식중독 환자에게 가끔 쓰이긴 하지만, DT104 감염증세에 얼마나 효과가 있는지 충분히 연구된 상태가 아니어서 예상 외로 약이 듣지 않을 가능성도 있었다. 두 번째 대안은 플루오로퀴놀론이었다. 더 일반적인 종류의 살모넬라 티피무륨에 아주 잘 듣는 것으로 오래 전부터 정평이 난 약이었다. 하지만 DT104는 미국과 영국에서 플루오로퀴놀론에 내성을 띠기 시작하고 있었다. 하지만 그것이 기대할 수 있는 최선의 방안이었기에, 비접스는 플루오로퀴놀론을 처방하기로 결정했다. 나머지는 하늘에 맡길 뿐이었다.

6

● ● ●

　　홀리가 DT104에 감염되기 몇 년 전에 세 번째로 살모넬라 전염병이 영국을 휩쓸었다. 30년도 안 되는 기간에 세 번씩이나 살모넬라 전염병이 돈 것이다. 살모넬라균이 유독 영국이나 스코틀랜드를 좋아하는 것은 아니었다. 그리고 영국의 전염병 감시 체계는 세계 최고 수준이었다. 살모넬라 전염병이 돌아도 원인조차 파악하지 못하는 나라들이 많이 있었다.

　영국에서 사람에게 발생한 사례가 처음 보고되었을 때부터, DT104는 무시무시했다. 당시 DT104는 스코틀랜드 에어드리에서 한 가족 다섯 명을 포함해 일곱 명을 감염시켰다.[32] DT104는 이전에 전염병을 일으켰던 살모넬라 티피무륨들보다 더 많은 소들을 죽였고 사람들을 더 심하게 앓게 했을 뿐 아니라, 세포 구조도 불길한 특징을 지니고 있었다.

세균이 약에 내성을 지니게 해주는 부위는 종류마다 다르다. 대개 세균에는 항생제를 분해하거나 그것을 먹지 못하도록 차단함으로써, 항생제를 무력화하는 부위가 있다. 이 작은 부위들은 환경 조건에 따라 생기기도 하고 사라지기도 한다. 항생제 사용을 중단하면 내성을 지닌 세균이 서서히 내성을 잃는 이유도, 약을 신중하게 사용하면 치료 능력을 다시 복원할 수 있는 것도 그 때문이다.

하지만 DT104는 획득한 내성을 다소 영구적으로 지니고 있다. 세포의 유전 물질 속에 내성을 저장해두는 것이다. 따라서 항생제와 접촉시키지 않으면 내성이 사라질 것이라는 기대는 하지 않는 편이 좋다. DT104가 어떤 약의 내성을 한번 획득하면, 그 약은 아마 계속 그 균주에 무력할 것이다. 홀리의 농장을 공격한 DT104는 이미 적어도 다섯 가지 항생제에 내성을 지니고 있었다. DT104는 돌연변이로 생긴 것이며, 그 결과 영구적인 내성을 지니고 있다.

또 DT104는 다른 곳에서 내성을 획득했다는 점에서 앞서 나타났던 약물 내성 살모넬라 균주들과 본질적으로 달랐다. 즉 영국에서 처음 발견되긴 했지만, 그것의 내성은 다른 먼 곳에서 온 듯하다. 그 내성 유전자가 정확히 어디에서 왔는지는 아무도 모른다. 미국 질병통제예방센터(CDC)의 프레더릭 앵걸로는 그 경로를 추적하고 있다. 그는 CDC의 국립항균내성감시체계를 이끌고 있다. 그들은 미국 전역을 돌아다니면서 DT104 같은 위험한 미생물을 파악하고 추적하는 일을 한다.

앵걸로는 쾌활한 중년 남성이다. 그는 세균 이야기가 나오면 진지해진다. 나는 2002년 6월 그의 사무실을 찾아가 이야기를 나누었다. "1996년에 스위스 제네바에 있는 CDC 직원이 영국의 한 새끼 고양이에게서 찾아낸 세균을 다룬 논문을 전자우편으로 보내왔어요. 당시에는 그 세균이 이미 미국에 들어와 있다는 것을 몰랐죠. DT104의 등장은 놀라웠어요. 그것은 진화해 중간 형태를 남기면서 한 지역에서 다른 지역으로 서서히 이동하는 종류가 아니었어요. 완전한 형태의 세균이 어느 순간에 갑자기 영국과 서유럽, 일본 등 전 세계에서 폭발하듯 터져 나온 것이죠. 미국에서 보고된 첫 감염 사례는 1985년에 발병한 캔자스 주의 한 남자인 것으로 밝혀졌습니다. 하지만 우리는 1990년대 중반이 되어서야 겨우 그 문제를 인식했죠. 캔자스의 환자는 이 나라에서 그 세균이 이미 도처에, 아마도 소에게 잠복해 있다는 것을 시사합니다. 음식을 통해 사람에게 전파되는 것은 단지 시간 문제였죠. 처음에 나는 DT104가 가축에서 출현했다고 생각했어요. 그럴 가능성은 여전히 남아 있지만, DT104의 내성 능력이 축사가 아니라 다른 종류의 농장에서, 즉 양어장에서 왔다는 증거들이 몇 가지 있습니다."

앵걸로는 말을 계속했다. "DT104가 지닌 가장 두드러진 형질들 중 세 가지가 내성과 직접 관련이 있는 것들입니다. 이 살모넬라균이 지닌 독특한 내성들 중 두 가지는 아주 드문 것입니다. DT104가 출현하기 몇 년 전에 그것은 한 곳에서만 나타났는데, 바로 동남아시아의 양어장에서 기르는 물고기들에 사는 세균들에서였죠."[33]

그렇다면 물고기 세균에 있던 내성 유전자들이 어떻게 살모넬라 티피무륨으로 옮겨 갔을까? 앵걸로는 확신하지는 못했지만, 몇 가지 설득력 있는 가설을 제시했다.

앵걸로는 살모넬라 티피무륨 세균이 물고기의 세균과 접촉해서 내성을 얻었을 가능성이 높다고 추측했다. 아마 축사와 양어장에서 나온 폐기물로 가득한 연못에서였을 것이다. 아니면 그 미생물에 감염된 새가 양어장에 들렀다가 그곳 물에 배설을 했을 수도 있다. "그런 일이 어디에서 일어났든 간에, 일단 내성을 획득한 살모넬라 균은 어육 부산물로 만드는 어분에 섞여 들어갈 수 있습니다. 어분, 즉 물고기 가루는 소 사료에 흔히 첨가되는 성분이죠. 오염된 사료는 단기간에 유럽, 일본, 미국 등으로 보내져 그 지역의 소들을 감염시킬 수 있습니다. 사람에게 전파되는 것은 시간 문제였을 뿐이죠."

세균이 동물 사료에 담겨 전 세계로 퍼져나갔다는 생각은 억측이 아니다. 1970년대에 전 세계에 전염병을 일으켰던 희귀한 종류의 살모넬라가 있었는데, 추적 결과 페루에서 만들어진 어분에서 나온 것으로 드러났다.[34] 어부들이 배 위에서 물고기를 말리고 있을 때, 살모넬라에 감염된 바닷새들이 그 위에다 배설을 했다. 세균은 어분 속에 섞여 포장된 뒤, 국제 무역을 통해 금방 퍼져나갔다. 어분은 가금에게 먹여졌고, 그 가금의 고기가 사람을 감염시킨 것이다. 페루에서 온 세균은 다행히 항생제에 내성을 지니고 있지 않았지만, 이 사건은 세균이 국제 무역을 통해 금방 퍼질 수 있다는 것을 여실히 보여준 사례였다. 앵걸로는 이렇게 말했다. "DT104가

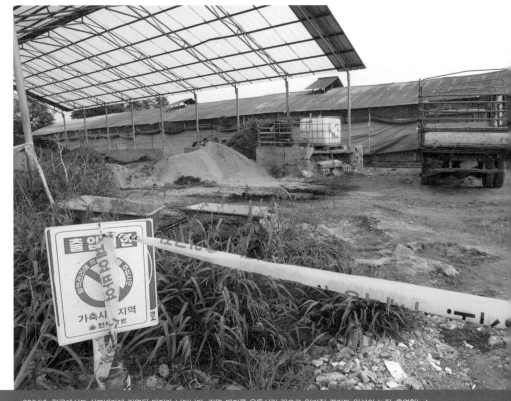

2004년, 한국에서도 살모넬라에 감염된 돼지가 나타났다. 감염 돼지를 유통시킨 것으로 알려진 경기도 안성의 농장. ©연합뉴스

씨암소나 다른 경로를 통해 전파되어 미국에 들어왔을 가능성도 있지만, 어분을 통해 들어왔다는 것도 설득력 있는 가설이죠."

앵걸로는 이렇게 결론지었다. "요점은 DT104가 동물, 먹이, 식량 생산, 국제 무역 등이 뒤얽혀 있는 복잡한 이야기라는 겁니다. 이 이야기는 서로 얽혀 있는 많은 단편들로 이루어져 있지만, 근본적으로는 인간이 인공 사료와 집약 농업을 통해 동물들의 자연 생태를 교란하고 지구 생태계 전체에 영향을 미친 데서 비롯된 것입니다. 그것이 다시 우리 건강에 영향을 미치는 거죠."

7

• • •

5월 21일 수요일, 신시아 홀리는 혼수상태에서 깨어나 텔레비전 뉴스를 오래 볼 정도로 회복되었다. 마침 그날 CBS 저녁 뉴스는 영국에서 발생한 또 다른 치명적인 DT104 전염병 사례를 보도했다. 다음 날 아침, 비접스가 미국 농무성의 세균 배양 실험 결과를 알리기 위해 병실로 들어오자, 홀리는 선수를 쳐서 말했다.

"104가 분명해요. 어젯밤 뉴스를 봤어요. 소들은 설사가 묽고 피가 섞이기 시작하면 여지없이 죽었어요."

"맞아요, 우리가 치료하고 있는 것이 바로 DT104죠. 좋은 소식은 당신에게 투여하고 있는 플루오로퀴놀론이 듣고 있다는 겁니다."

비접스는 홀리에게는 말하지 않았지만, 홀리의 병에 각별히 관심이 많았다. 자기 할머니도 몇십 년 전에 살모넬라 식중독으로 세상을 떠났기 때문이다. "신시아를 치료할 때마다 어머니가 들려준 할머니 죽음 이야기가 떠올랐어요. 질병을 치료할 항생제가 없는 세계는 어땠을까, 생각만 해도 두려웠어요. 의사로서 항생제 내성 때문에 치료에 실패할 때마다, 우리가 현재의 기준으로 보면 가벼운 감염들조차 다시 치명적인 것이 되는 시기로 돌아가고 있다는 두려운 생각이 들곤 해요."

8

● ● ●

홀리는 운이 좋았다. 플루오로퀴놀론이 제대로 들은 것이다. 그녀는 그 약의 혜택을 본 수백만 명 중 하나였다. 개발을 시작한 지 30년이 지난 뒤인 1980년대에 그 약이 시판되자, 사람들은 가장 심각한 살모넬라 식중독 환자들을 포함해서 수많은 감염자들을 치료할 돌파구가 열렸다며 즉각 환영했다.[35] 그 약이 치명적일 수도 있는 인간 질병을 치료하는 데 뛰어나다는 점을 생각하면, 몇몇 유럽 국가들이 송아지의 설사와 과밀 상태에서 키우는 가금의 호흡기 질환을 막기 위해 그 항생제를 재빨리 승인했다는 것은 놀라운 일이다. 항생제 내성이 또다시 나타나 사람들을 더욱더 열악한 상태로 내몰 위험을 무릅쓰고 말이다.

한 예로 1987년 네덜란드가 승인 결정을 내렸다. 그러고 나자 인간 식중독을 일으키는 주된 원인 세균 하나가 곧 플루오로퀴놀론에 내성을 보이기 시작했다.[36] 1993년에는 덴마크가 플루오로퀴놀론을 가축에게 쓸 수 있도록 허가했다. 곧 인간이 그 약에 내성을 얻었다는 증거들이 발견되었다. 1998년 덴마크 돼지 도축장에서 일하는 다섯 명이 플루오로퀴놀론 내성을 지닌 DT104균주에 감염되었다. 세균은 돼지에서 도축장 직원들에게로 금방 번졌고, 그들은 곧 병원의 간호사들을 감염시켰다. 그 세균은 또 일부 고기 제품을 오염시킴으로써, 튀기기 전에 고기 완자의 맛을 본 한 여성도 감염시켰다. 결국 20명이 넘는 사람들이 병에 걸려 11명이 입원했으며, 그중 두 명이 사망했다.

1993년 영국은 플루오로퀴놀론을 칠면조와 닭의 질병을 치료하고 예방하는 목적에 쓸 수 있도록 허가했다.[37] 2년 뒤 영국의 농장들에서 채취해 배양한 살모넬라 티피무륨 DT104 중 16퍼센트가 그 약에 어느 정도 내성을 보였다.[38] 1996년쯤에는 이미 플루오로퀴놀론 내성 살모넬라에 감염되어 앓는 사람들이 나타나고 있었다.[39] 이 내성 세균들은 동물에서 인간에게 전파된 것으로 보이며, 오염된 음식을 통해 옮겨졌을 가능성이 가장 높다.

1995년, 미국에서도 그 약의 제조업자들이 가금용으로 플루오

살모넬라 DT104 · 항생제 내성의 행로

로퀴놀론을 판매하게 해달라고 신청했다. 미국 FDA는 네덜란드, 덴마크, 영국에서 플루오로퀴놀론을 농업에 사용한 뒤로 내성이 급격히 진행된 사실이 신청을 거부할 완벽한 근거라고 보았다. CDC도 이 문제에서는 철저히 FDA 편이었다. FDA에 그 신청을 거부하라고 촉구하는 공문을 아홉 통이나 보냈을 정도다.[40] 그럼에도 1995년 FDA는 가금의 호흡기 질병 치료에 그 첨단 항생제를 쓰도록 허가했다.[41] 2년 뒤, 미국의 살모넬라가 플루오로퀴놀론에 뚜렷하게 내성을 보이기 시작했다. 2000년이 되자 살모넬라 감염 환자들 중 1.4퍼센트가 그 약에 내성을 띠었고, 그 비율은 급격히 증가했다.[42]

식중독의 또 다른 주된 원인인 캄필로박터속도 살모넬라보다 더 빠르게 플루오로퀴놀론 내성을 띠기 시작했다. 1997년 미네소타 주 보건부 소속 연구자들이 세인트폴-미니애폴리스 지역에 있는 슈퍼마켓들에서 91개 고기 제품을 수거해 조사했을 때, 1992년에는 고작 1~2퍼센트에 불과했던 플루오로퀴놀론 내성 세균의 비율이 14퍼센트로 증가해 있었다.[43] FDA는 이것이 가금에 플루오로퀴놀론을 사용했을 때 인간의 건강에 위해가 미칠 수 있다는 강력한 증거라고 보았다.[44] 다행히 FDA가 가금에 그 약을 사용하도록 내준 허가를 취소하자고 요구했을 때, 의회는 별다른 저항을 하지 않았다.[45] 가금용 플루오로퀴놀론을 제조하는 두 회사 중 하나인 애벗 연구소도 FDA가 정식으로 금지 조치를 내리기 전에 제품 생산을 중단했다. 그러나 또 다른 제조사인 베이어 주식회사는 딴판으로 대응했다. 베이어에서 정부와 관련 업계의 교섭을 책임진 수의사 데니스 코플랜드는 이렇게 주장했다. "공중 보건에 아무런 위험도 없다는 데 합의가 이루어져 있다."[46]

워싱턴에 있는 동물보건연구소의 소장 겸 사무국장인 알렉산더 매슈스는 "살모넬라 식중독이 농장의 항생제 사용과 관련이 있다는 과학적 증거는 전혀 없다"고 주장했다.[47] 이 연구소는 의약품, 백신, 식품 첨가물을 만드는 제조회사들을 대변하는 곳이었다. 같은 연구소에 근무하는 리처드 카니베일도 이렇게 주장했다. "항생제를 이런 동물들에게 사용함으로써 다양한 약물에 내성을 지닌 살모넬라 균주가 출현했다고 명확히 밝힌 문헌은 하나도 없다."[48]

타이슨푸즈 사의 가금 생산 담당 부회장인 패트릭 필킹턴도 공언했다. "현재의 과학 자료들은 가축용 플루오로퀴놀론과 인간의 항생제 내성 사이에 관련이 있다는 결정적인 증거가 없음을 보여준다."[49]

2001년 전국 양계위원회 대변인인 리처드 로브는 《빌리지 보이스》와 인터뷰하면서, 플루오로퀴놀론이 "가금의 소화 기능과 건강을 향상시킨다"고 말했다. 그리고 이렇게 덧붙였다. "우리가 먹는 것과 우리가 관련이 있다면, 그들이 더 건강할수록 우리도 더 건강하겠죠."[50] 하지만 닭들은 인공적으로 성장을 촉진하는 부자연스러운 사료를 먹고, 비좁고 비위생적인 닭장에서 지내는 데다 항생제가 첨가된 물 때문에 기형이 되고 약해질 수 있다. 그 대변인은 닭을 먹음으로써 사람도 항생제 내성을 지닌 세균을 섭취할 위험이 있다는 말은 쏙 빼놓았다.

그 무렵 CDC, FDA, 미국의학협회가 내놓은 과학적 경고들은

1960년대에 이미 나왔던, 항생제를 가축 성장 촉진제로 사용하지 못하도록 금지해야 한다는 경고를 떠올리게 했다.[51] 지식이 늘어났어도 상식을 벗어나지 않은 셈이었다.

농장에 쓰인 항생제는 가축의 세균을 특정한 항생제에 내성을 지니도록 만들 뿐 아니라, 가축 몸속을 통과해 나온 뒤에도 여전히 활성을 띠고 있을 수 있다. 그 약물은 결국 세균이 우글거리는 오수로 흘러들고, 약물이 든 폐수 찌꺼기는 비료로 밭에 뿌려지곤 한다. 그러면 그 항생제와 약물 내성 세균들은 지하수나 지표수로 유입되었다가 토양 속으로 스며든다. 한 예로 CDC는 축사, 농업용 배수정, 관련된 수원에서 배출된 폐수에서 세 종류의 항생제가 상당한 농도로 들어 있는 것을 발견했다. 이런 폐수는 냇물, 강과 지하수, 호수와 연안을 오염시키고, 그 겉으로 깨끗해 보이는 물에서 수영을 하거나 그곳에 사는 물고기를 먹는 사람들과 만난다.[52]

플루오로퀴놀론은 유럽의 폐수 처리 시설에서도 검출되어왔다.[53] 스위스의 호수 두 곳에서 근처의 축사와 별다를 바 없을 만큼 고농도의 항생제들이 발견되었다는 연구 결과도 나왔다.[54] 그리고 연구자들은 이탈리아의 강물과 침전물에 항생제가 남아 있는 것을 발견했다. 양어장 밑에 쌓인 침전물에서도 항생제들이 검출되어왔다.[55]

DT104가 약물 내성 살모넬라 티피무륨이 가장 최근에 일으킨 전염병이라면, 그것이 마지막이 아니라는 것도 분명하다. 설령 가축 생산자들의 약장에서 플루오로퀴놀론을 없앤다고 해도, 다른 항생제들이 많이 남아 있을 것이다. 1998년 FDA가 워싱턴 지역의 슈퍼마켓 체인 세 군데서 닭, 소, 칠면조, 돼지의 고기 시료 200점을 채취해 조사한 결과, 다섯 점당 하나꼴로 DT104를 비롯한 다양한 살모넬라 균주에 오염되어 있었다. 또 FDA는 12가지 항생제에 내성을 보이는 균주도 찾아냈다.[56]

　앵걸로를 비롯한 사람들이 우려하듯이, 우리가 지금 왈가왈부하고 있는 약물 내성 살모넬라가 수천 명을 죽일 수 있는 전염병이 되어 우리와 정면충돌하는 것은 시간문제일 뿐이다. "그런 일이 절대 일어나지 않을 수도 있어요." 앵걸로는 인정을 했다. "하지만 왜 우리는 그런 대재앙에게 우리 곁으로 오라고 계속 초대를 하고 있는 걸까요?"

9

● ● ●

　1997년 5월 26일, 신시아 홀리는 노스웨스턴 의료 센터에서 퇴원해 헤이어힐스 농장으로 돌아왔다. 2002년 7월의 찌는 듯한 오후에 나는 농장의 부엌에서 그녀와 마주 앉았다. 그녀는 세계 무역을 통한 세계화인지 뭔지가 DT104로 하여금 자신의 농장과 가족을 찾아오게 만든 것을 저주했다. 홀스타인 얼룩소 석고 모형이 놓여 있는 부엌 창문 밖으로 북쪽 목초지 가장자리를 수호하듯 둘러싼 상록수들이 보였다.

그녀의 농장을 휩쓴 세균들의 몸 일부가 멀리 아시아에서 왔을 수도 있다는 앵걸로의 이론을 들려주자 그녀는 깜짝 놀랐다. 세균 조각들이 태국에 있는 물고기에서 새에게로 갔다가 대륙들을 가로질러 여행하는 동안 스스로 재조립되어서는, 그녀 가족의 건강과 소득에 피해를 입혔다는 개념은 현대 생활이 위험할 정도로 복잡 단하다는 것을 냉정하게 상기시켜주었다. 그녀는 이 시나리오가 논리에 맞을 뿐 아니라 필연적이라는 점을 알겠다는 듯이 고개를 끄덕였다. 종들은 늘 서로 뒤섞인다. 인간들은 서로 연결되어 있을 뿐아니라, 지구를 우리와 함께 공유하고 있는 눈에 보이거나 보이지 않는 다른 수많은 종들과도 연결되어 있다.

홀리는 말했다. "우리 농장은 600에이커의 면적에 약 200마리의 소를 키우고 있어요. 이 지역에서 정말로 큰 농장 축에 들었죠. 작은 연못에 사는 커다란 물고기라고 할 수 있었어요. 하지만 지금은 기업형 영농이라는 커다란 연못에 있는 작은 물고기에 지나지 않아요. 살아남으려면 더 커져야 해요. 경쟁을 하려면 양으로 승부를 해야 하니까요. '농장'은 맞지 않는 용어가 되어가고 있어요. 지금은 산업이라고 부르는 쪽이 더 어울려요. 그런 상황에서 앞으로 가축들이 어떻게 될지, 저는 알고 싶지가 않네요."

우리는 정원으로 걸어 나갔다. 신시아의 어머니 마저리 헤이어가 정원을 손질하고 있었다. 헤이어는 이렇게 말했다. "집약 농업에 더 가까이 갈수록, 더 많은 것들에 기대야 해요. 우리는 공간에 들어가는 비용을 줄이려고 가축들을 더 비좁은 곳에 몰아넣습니다. 그런 다음 건강하게 키우기 위해 더 많은 항생제를 주죠. 거기서 DT104가 나왔다는 말은 아니에요. 단지 40년 전에는 우리가 소에게 어떤 양분을 어떻게 하면 제대로 먹일 수 있을까를 걱정했다고 말하는 것뿐이에요. 지금은 걱정하고 처리해야 할 일이 훨씬 더 많은 것 같아요. 특히 이 DT104가 나온 뒤로는요. 다음에는 뭐가 나올까요?"

신시아는 스물아홉 살 때 부모가 바라는 대로 근처에 커다란 목장을 소유한 브라이언 홀리와 결혼했다. 홀리 부부는 꿈에 부풀었지만, 현실은 그렇지 못했다. "어느 날 아침에 남편이 트랙터 시동을 걸러 밖으로 나갔다가 그만 트랙터에 치여서 죽고 말았어요." 그녀는 먼 곳을 응시하면서 오래전의 기억을 떠올렸다. 남편이 죽었어도 둘의 꿈을 버리지 않겠다고 결심한 그녀는 20년 동안 일꾼을 고용해가면서 직접 커다란 농장을 꾸려나갔다. 1996년 가을 그녀는 농장을 팔고 고향인 헤이어힐스 농장으로 돌아왔다. 그렇다고 완전히 제자리로 돌아온 것은 아니었다. 예전에는 강을 따라 내려갔고 그 강물은 흘러간 지 오래니까. 예전부터 인생은 강에 비유되곤 했다. 하지만 지금 인생이라는 강은 전 세계 새로운 지류들로부터 물을 받고 있다. 헤이어힐스 농장에서의 인생은 전보다 더 급격하고 더 위험하며 더 예측할 수 없어 보였다.

Six Modern

and How We Are Causing Them

라임병 4

Plagues ▪

오래된 숲과 관절염

Six Modern Plagues- and How We Are Causing Them

1

● ● ●

　1700년경 뉴욕 롱아일랜드의 존 해리슨은 아메리카 원주
민 부족인 레니-레나페에게 지금의 뉴저지 주 뉴브런즈윅 시 근처
참나무-히코리 숲 17,000에이커를 샀다. 당시 해리슨이 구입한 것
은 버지니아 주에서 뉴잉글랜드 지역까지, 그리고 서쪽으로는 미시
시피 강까지 뻗어 있는 1억 에이커에 달하는 숲의 일부였다.[1]

　1701년 해리슨은 자기 땅 중 10,000에이커를 어느 네덜란드인
집단에 팔았고, 그들은 그 땅을 8필지로 나누었다. 이 지역을 관통
하는 도로가 처음 만들어지면서 8필지였던 땅은 남북으로 갈려 16
필지가 되었고, 그 뒤로도 점점 더 작게 나뉘어갔다. 한 예로 해리
슨의 땅을 산 사람 가운데 한 명인 코넬리우스 위코프는 300에이
커의 땅을 네 아들에게 나눠주었다. 아들들은 각자 집을 짓고 목

재와 장작을 얻기 위해 몇 군데 약간의 숲만 남겨두고는 땅을 개간해 밭과 목초지를 만들었다. 1800년대 중반까지 농토가 이 지역 곳곳을 잠식했고, 철도가 놓였으며, 원주민이 다니던 오솔길은 마차가 다니는 넓은 길로 바뀌었다. 샛길들이 계속 나면서 남은 숲도 계속 조각났다.[2] 원래의 해리슨 땅에서 동쪽 경계선이었던 올드인디언 길은 필라델피아 주와 뉴욕 시를 잇는 링컨 고속도로가 되었다.

이 지역에 일어난 변화들은 북동부의 수많은 정착 지역에서 숲에 어떤 일이 벌어지고 있었는지를 보여준다. 농장들이 세워지고, 숲들이 잘려나갔으며, 1800년까지 400만 명의 이주민이 뉴잉글랜드 지역 가장 깊숙한 오지까지 파고들었다. 개간이 절정에 달한 1900년경에는 1억 에이커에 달했던 북동부 숲의 절반 이상이 잘려나갔다.[3] 해리슨의 원래 땅에 있던 숲도 거의 남아나지 않았다. 그 무렵, 해리슨이 샀던 17,000에이커의 땅에서 원래의 숲 중 남은 곳은 가장 큰 곳이래야 면적이 65에이커였다. 그 고립된 숲은 1800년대 중반까지만 해도 아주 장관을 이루고 있었음이 분명하다. 이삼백 년 된 나무들이 머리 위로 그늘을 드리우고 새, 나비, 날다람쥐, 뇌조, 칠면조가 돌아다녔으며, 곰이나 표범이 그곳을 통해 내륙이나 더 북쪽으로 지나다녔을 것이다.

1950년대 중반, 원래 숲에서 마지막으로 남아 있던 이곳도 값비싼 활엽수를 베고 싶어하는 한 목재 회사의 공격을 받았다. 그러자 이 귀한 자연의 보물을 지키기 위해 1955년 몇몇 단체들이 생겨났다. 그중 미국 목수조합은 그 땅을 구입해서, 조합의 전 회장을 기리기 위해 그의 이름을 붙인 뒤, 인근에 있는 러트거스 대학에 기 증했다.[4] 이곳이 바로 뉴저지 주에 있는 윌리엄 허치슨 메모리얼 숲 이다. 개발이 한창인 뉴브런즈윅과 서머빌 사이에 숨어 있는 이 65 에이커의 숲은 현재 대서양 중부 주에 있는 오래된 참나무-히코리 숲 중 가장 넓은 곳에 속한다.

2

● ● ●

해리슨이 땅을 산 지 300년이 지난 2001년 6월 어느 무더 운 아침, 나는 자동차를 몰고 허치슨 메모리얼 숲으로 향했다. 숲 관리인인 러트거스 대학 생태학 교수 에드먼드 스타일스가 나를 맞 았다. 인사를 나눈 뒤, 우리는 오래된 숲으로 걸어 들어갔다.

숲 가장자리에서 밝은 태양 빛이 부드러운 색조로 녹아들면서 공기가 차가워져갔다. 서 있는 나무만큼 많은 나무들이 쓰러져 있 는 듯했다. 원시 숲을 묘사할 때 사용되곤 하는 현란한 산문들을 보 면 이끼로 뒤덮인 드루이드교의 거대한 사제들이 나온다. 그 거인 사제들 같지는 않다고 해도, 이곳 나무들은 내가 뉴저지 주에서 본 것들 중 가장 컸다. 굵은 가지들이 묵직하게 뒤엉켜 푸른 하늘을 가리고 있었다.

스타일스는 이야기를 시작했다. "예전에 생태학자들은 숲이 한 번 극상에 도달하고 나면 그 상태로 머물러 있다고 믿었습니다. 아마 거기에서 원시 숲이라는 개념이 나온 것인지도 모르죠. 하지만 실제 숲은 그렇지 않아요. 이 지역에서 오래된 나무들의 평균 나이는 약 250살입니다. 지금까지의 기록에 따르면, 이곳에서 가장 오래된 나무의 나이는 344살이에요. 1611년에 태어난 나무인데, 1955년에 그만 허리케인에 쓰러지고 말았죠."

스타일스는 1만 년 전, 즉 마지막 빙하기가 끝난 뒤 어느 때쯤 숲이 시작된 이래로 자연 재해들, 특히 강력한 폭풍이 몇 세기마다 들이닥쳤다고 말했다. 진짜 오래된 나무들은 이미 쓰러졌기 때문에 거기에 보이지 않는다. 달리 말하면 숲은 고대의 것이지만, 나무는 고대의 것이 아니다.

"허치슨처럼 오래된 숲을 이야기하는 한 가지 방법은 나무들의 나이가 아니라, 주된 재해들이 일어난 간격을 보는 겁니다. 나무 하나하나가 아니라 과정, 즉 숲 전체를 보자는 거죠. 오래된 숲을 생각하는 또 다른 방법은 나무들이 잘리는 곳이 아니라 자연적으로 죽는 곳으로 보는 것입니다."

그렇다면 살아 있는 나무들만큼 죽은 나무들이 많은 숲이 건강한 것일까? 스타일스는 내 물음에 고개를 끄덕이고는 죽은 나무들이 수많은 곤충과 새, 포유동물에게 수백 년 동안 숲에 기여할 기회를 제공한다고 설명했다. 나무가 쓰러지면, 이끼와 다른 식물들이 그것에 모여들어 자리를 잡는다. 뿌리가 뽑히면서 땅에 난 구멍도 모험심 강한 작은 종의 새로운 서식지가 된다. 하지만 나무들이 죽어 토양으로 돌아가기 시작하려면 아주 긴 시간이 필요하다. 현재의 많은 숲들이 가지지 못한 호사스러운 시간이 말이다. 스타일스는 이렇게 말했다. "숲 관리자들이 '죽은 나무'를 제거해야 한다고 말할 때마다 실망스럽습니다. 죽은 나무들을 제거하는 것은 건강한 숲을 만드는 서식지를 파괴하는 것과 같아요."

심하게 파괴된 숲은 가장 '특화한' 많은 종들, 즉 새로운 서식지나 먹이 자원에 쉽게 적응할 수 없는 동물들을 금방 잃을 수도 있다. 반면에 '일반 섭식자'는 변화에 쉽게 적응한다. 특화한 종은 숲에서 떠나가는 반면, 사슴이나 생쥐 같은 융통성 있는 일반 섭식자는 때로 자신의 수를 늘려가곤 한다.

"나무의 나이는 동물 군집에 엄청난 영향을 미치죠. 동부 숲에서 나무들의 나이가 젊은 것은 숲이 파괴되어왔기 때문이기도 해요. 여기 허치슨처럼 숲이 조각날 때도 그렇게 되죠. 숲의 면적이어떤 수준 이하로 줄어들면, 많은 동물들이 그곳에서 살 수 없게 됩니다."

스타일스는 현재 미국 동부의 숲 전체 면적은 2세기 전과 거의 다를 바 없지만, 분포 양상은 완전히 달라졌다고 말했다. 동부 농장의 수는 1900년경 절정에 달했다가, 서부 교역로가 열려 중서부의 값싼 곡물들이 시장에 유입되면서 줄어들기 시작했다. 버려진 농장 터에서는 나무들이 다시 자라나기 시작했다. 1900년대 초에는 숲

의 면적이 5,000만 에이커로 회복되었고, 지금은 과거의 4분의 3정
도까지 회복된 상태이다.[5] 하지만 크기만 보고 속아서는 안 된다.
나무들은 돌아왔을지라도, 숲은 돌아오지 않았다. 농장은 사람과
가축을 몰고 왔고, 퓨마, 여우, 물소, 울버린, 말코손바닥사슴, 살쾡
이, 담비 등 수많은 종들을 없앴다.[6]

숲을 돌아보니, 숲 안이 고대 숲을 떠올리면서 상상했던 것보다
더 갈색을 띠고 있었다. 나는 우거진 잎들 사이로 난 터널 같은 틈
새, 푸르스름한 굵은 가지들, 땅을 뒤덮은 초록빛 풀들을 상상했는
데 전혀 그렇지 않았다. 스타일스는 참나무, 히코리, 설탕단풍 같은
우점종들이 하늘을 두텁게 뒤덮어 빛이 들어오지 않기 때문이라고
지적했다.

그는 몇몇 오래된 숲들이 공원과 놀라울 정도로 비슷해 보이는
이유를 설명하면서 이렇게 덧붙였다. "햇빛이 얼마나 들어오느냐
에 따라 숲 바닥에 무엇이 자라느냐가 결정되죠."

조각난 숲은 이어져 있는 숲보다 햇빛을 더 많이 받는다. 도로,
벌목지, 잘려 나간 가장자리가 채광창 역할을 하기 때문이다. 빛은
숲 가장자리를 따라 새싹들이 더 많이 자라도록 하고, 그 잎은 더
많은 사슴을 꾀어 들인다. 그것이 바로 조각난 숲에 사슴이 많은 한
가지 이유다. 햇빛이 있는 곳에는 연한 새싹이 있고, 연한 새싹은
사슴을 끌어들인다.

나는 뉴저지 주의 《스타-레저》에서 최근에 본 기사를 떠올리면
서 말했다. "사슴이 번성하면 숲이 병든다면서요? 기사를 보니까

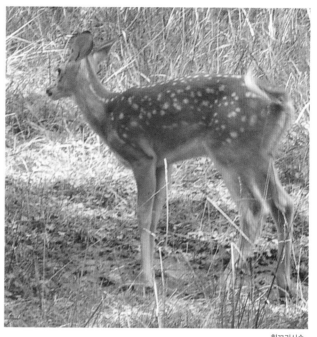
흰꼬리사슴.

100년 전에는 흰꼬리사슴이 뉴저지 주에서 거의 전멸되다시피 했
는데, 지금은 수십만 마리로 늘어났다고 하더군요."[7]

스타일스는 코웃음을 쳤다. "그 사슴들은 빌려온 시간 속에서
살고 있는 겁니다. 300년 전에는 1평방킬로미터당 약 열 마리가 살
았는데, 지금은 같은 면적에 약 80마리가 살고 있어요. 뭔가가 그들
을 몰락시킬 겁니다. 질병이 그럴 수도 있죠."

그는 걸음을 멈추더니 하얗게 바랜 죽은 참나무에 손바닥을 갖
다 댔다. 그 지역에 있는 다른 숲들과 다르다는 것을 강조하려는

듯, 스타일스는 그 죽은 나무가 자신이 이 숲에 처음 온 30여 년 전부터 서 있었다고 설명했다. 다음 세대의 생물학자들이 이 숲에 올 때면, 흔들거리고 있는 그 줄기는 아마 무너져 내려 볼록 솟아오른 땅으로밖에 보이지 않을 것이다. 하지만 그때에도 그것은 나름대로 숲의 건강에 한몫을 하고 있을 것이다.

다시 걸으면서 스타일스는 숲 가장자리 쪽을 가리켰다. 덤불 사이로 멀리 산자락에 난 밭들과 지평선을 따라 늘어서 있는 집들이 보였다. 나는 한 번도 경작된 적이 없는 땅에 대고 신발을 꾹 눌렀다. 그 밑에서는 뿌리들이 1만 년 전 물러난 빙하가 놓고 간 돌들과 흙, 그리고 그곳을 돌아다닌 고대 사냥꾼들이 쏜 돌화살촉들을 움켜쥐고 있을 터였다. 위를 올려다보니, 참나무들이 마치 나를 껴안으려는 양 가지들을 길게 뻗고 있었다. 우리가 소리 없이 끊어버리고 있는 실들은 어떤 것들일까? 우리는 어떤 목소리들을 잠재우고 있는 것일까? 도대체 얼마나 큰 은총을 받았기에, 우리는 그렇게 오랫동안 힘을 남용하고서도 무사히 잘 지내고 있는 것일까?

3

● ● ●

뉴저지 주 헌터든 카운티의 래리턴 강 유역은 동부에서 가장 급속하게 발달이 이루어진 곳 중 하나이다. 세 강줄기가 모이면서 멋진 경관을 이루고, 오래되지는 않았지만 아름다운 숲들에 둘러싸인 데다 뉴욕 시에서 통근할 수 있는 거리에 있는 덕분에, 헌터든은 지난 수십 년 사이에 한적한 시골에서 12만 명이 넘는 인구가 사는 교외 중심지로 변모해왔다.

"1985년 이곳에 처음 왔을 때에는 조용한 시골 마을로 왔다고 생각했죠." 래리턴 강의 지류에서 3킬로미터 남짓 떨어진 마을인 애넌데일에 사는 존 베클리의 말이다. 헌터든의 공중 보건 책임자인 베클리는 인구 증가와 상업 발달에 따른 수많은 변화를 눈으로 직접 보아왔다. "이곳도 미국의 다른 많은 지역들과 별다를 바 없어요. 단지 변화가 훨씬 더 빨리 일어나고 있다는 차이가 있을 뿐이죠. 처음 여기 왔을 때, 저는 평범한 공중 보건 문제를 다루겠거니 예상했어요. 이곳에는 환경 담당 직원이 네 명 있었고, 거의 하루 종일 정화조와 우물 설치 허가 신청을 받고 조사하는 일로 시간을 보냈습니다. 일주일에 열두 건 정도 신청이 들어왔을 겁니다. 그러다가 훨씬 더 흥미로운 일이 일어났죠."

1985년 베클리가 새 일을 맡은 지 겨우 몇 달 뒤, 뉴저지 주에서 인간면역결핍바이러스(HIV)에 감염된 첫 환자가 나타났다. 그 바이러스가 분리되고 밝혀진 지 겨우 2년밖에 안 되었을 때였다. 1986년에는 헌터든 카운티에서 또 다른 신종 질병인 레지오넬라병에 걸린 첫 환자가 나왔다. 같은 고등학교에서 일하던 수위 두 사람이었는데, 다행히 살아남았다. 미국 질병통제예방센터(CDC)는 비위생적인 온수기에서 그 병을 일으킨 세균을 찾아냈다.

그리고 1989년, 베클리의 사무실에 미국너구리들이 이상한 행동을 한다는 신고가 들어오기 시작했다. 도로를 가로질러 돌아다니기도 하고 정원으로 들어와 개를 공격하기도 한다는 것이었다. "거의 반세기 만에 뉴저지 주에 공수병이 발생한 것이었죠."

10년 뒤에는 웨스트나일바이러스가 들어왔고, 그 사건으로 카운티에 최초로 모기 박멸 계획이 세워졌다. "지금 연구실 한 곳, 트럭 서너 대, 영하 70도로 표본을 냉동 저장하는 장치, 모기 박멸 팀이 갖춰져 있습니다. 제가 1985년 여기 온 뒤로 직원과 예산이 얼마나 증가했을지 상상이 갈 겁니다. 기존의 공중 보건 업무도 고스란히 남아 있고요. 전보다 더 많은 전염병이 돌고 있다는 뜻이지요."

헌터든 카운티를 급습한 질병들 중에는 우연히 생겼다고 할 수 없는 것들도 많이 있다. 즉 인간이 일으킨 환경 변화로 생긴 것들이 많다. 한 예로 공수병의 발생을 추적해보면, 사냥꾼들이 북쪽인 웨스트버지니아의 사냥감을 늘리기 위해, 플로리다 주에서 미국너구리를 들여와 풀어놓은 시점으로 이어진다. 이 미국너구리들 중 일부가 공수병바이러스에 감염되어 있었고, 이들이 더 북쪽으로 올라가 뉴저지 주로 들어오면서 바이러스도 함께 들어온 것이다. 그리

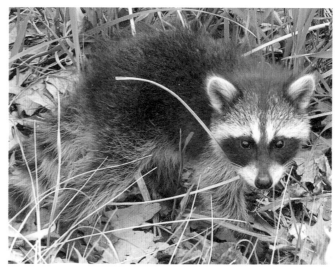
미국너구리. 50여 년 만에 뉴저지 주에 공수병바이러스를 퍼뜨린 주인공이다.

고 기술 발전과 관련이 있는 레지오넬라병은, 어디에나 있는 레지
오넬라 세균이 온수기, 사우나, 에어컨 등 현대 생활에 도입된 따뜻
한 환경을 유지하는 장치 속에 모였다가, 공기 중으로 분무되어 사
람의 몸속으로 들어감으로써 생긴다.

　"이런 모든 질병이 우리가 대처해야 하는 가장 큰 전염병의 배
경인 셈이지요." 베클리가 말했다. 그는 미국에서 가장 흔한 전염병
인 라임병 이야기를 하고 있었다. 축적되고 있는 증거들은 라임병
도 인간이 자연에 일으킨 급진적인 변화가 한 원인이 되어 출현한
것이라고 말하고 있다. 현재 남아 있는 서글픈 잔재인 허치슨 메모
리얼 숲처럼, 예전에는 비교적 안정하고 생물학적으로 풍부했던 미

국 동부의 숲들이 파괴됨으로써 말이다.

영국 옥스퍼드 대학의 기생충 생태학 교수인 세라 랜돌프는 "라임병 세균이 언제 미국으로 처음 유입되었는지 모르지만, 대규모로 발생한 최근에 들어갔다고 믿기는 어렵다"고 말했다. 라임병을 일으키는 세균이 오랜 기간 미국에서 살고 있었는데, 최근에야 그 병이 전염병이 될 조건이 형성되었다는 것이다. 랜돌프는 이렇게 말했다. "그 병이 영국에 언제 처음 나타났는지는 아무도 확신할 수 없지만, 그 세균은 적어도 유럽에서는 오래 전부터 존재하고 있었어요."

미국에서 라임병 발생이 처음 보고된 것은 1970년대 코네티컷 주의 올드라임에서다. 하지만 헌터든 지역에서는 1988년 12명의 환자가 생긴 것이 첫 발병 사례였다. 1989년에는 30건이 발생했고, 1993년까지 204건이 발생했다. 현재 헌터든 카운티는 미국에서 라임병 발생률이 세 번째로 높은 곳이며, 뉴저지 주에서는 가장 높다. 2000년 헌터든의 발병 사례는 500건이 넘었다. 베클리에 따르면, 헌터든과 수위를 다투는 곳은 매사추세츠 주 낸터킷과 뉴욕 주 컬럼비아 카운티밖에 없다.

CDC는 조사단을 보냈고, 베클리도 조사단에 참가했다. 그들은 헌터든의 사슴 밀도가 높은 것이 이 지역 발병률이 높은 한 가지 이유라고 결론지었다. 주거지 근처에 사는 사슴들의 진드기가 바로 라임병 세균의 온상이기 때문이다. 주택 근처에 돌담과 목재 더미가 많은 것도 한 가지 이유였다. 이런 곳들은 생쥐와 줄무늬다람쥐

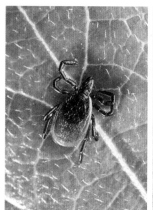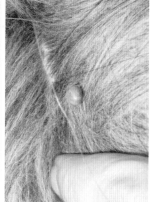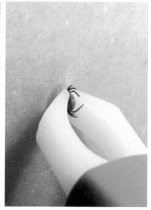

다 자란 사슴 진드기의 모습(왼쪽), 개의 몸에 붙은 진드기(가운데), 사람 몸에 붙은 진드기(오른쪽).

들의 피신처이자 번식 장소로 쓰이는데, 이들도 그 진드기를 지니
고 있기 때문이다.[8] "뜰과 숲이 만나는 가장자리, 즉 '추이대 가장
자리'가 진드기에겐 완벽한 서식지입니다. 사람들은 잔디를 깎거
나 가지치기를 하다가 그 자연과 문화의 경계선에서 종종 진드기와
마주치죠. 인간의 행동이 바로 인간 자신을 그 진드기의 생활사 한
가운데에 갖다 놓은 겁니다."

사슴과 생쥐 같은 작은 설치류들은 말 그대로 진드기들에게 생
피를 빨린다. 이 포유동물들은 피라는 음식을 제공할 뿐 아니라, 이
동 능력이 거의 없는 진드기들을 운반하고 퍼뜨리는 역할도 한다.
진드기의 생활사는 가을에 시작된다. 가을이 되면 알을 품은 암컷
들이 사슴의 몸에서 땅으로 떨어진다. 이들은 낙엽 속에서 겨울을
난다. 따뜻한 봄이 오면, 알이 부화해 애벌레가 나오고, 이 애벌레

는 지나가는 생쥐나 줄무늬다람쥐 같은 포유동물과 새에게 달라붙는다. 이렇게 해서 숙주를 갖게 된 진드기들은 몇 달 동안 배불리 먹은 뒤 다시 떨어져 나온다. 그들은 다음 서너 달 동안 성장을 계속하다가 다음 해 봄에 약충이 되어 다시 나타난다. 이 무렵이 되면 키 작은 덤불 위로 올라갈 수 있다. 그들은 잔가지나 잎의 끝에 매달려서 사슴 같은 커다란 포유동물들이 지나가기를 기다린다. 말, 개, 인간도 좋다. 대다수 사람들은 이 양귀비 씨앗만 한 크기의 약충을 통해 감염된다.

베클리에 따르면, 헌터든 카운티에는 1980년대 중반까지는 사슴 진드기도 없었다. 적어도 눈에 띈 적은 없었다. 그러다가 사슴의 수가 늘어나고 기후 온난화가 일어나면서 진드기의 수가 늘어난 것인지도 모른다. 지난 한 세기 동안 근처 뉴브런즈윅의 평균 기온은 2도 정도 상승했으며, 강수량도 증가했다.[9] 이런 기후 변화는 진드기에게 이상적인 서식 조건을 만들어주었다. 또 그런 변화로 전반적으로 미국 북동부와 중북부 전역의 진드기 개체군 수가 폭발적으로 증가했다.[10] 헌터든 카운티에서는 약 3만 마리의 사슴이 진드기에 감염된 것으로 추측된다. 뉴저지 주의 다른 카운티들보다 훨씬 더 많은 숫자다. 베클리는 이렇게 조소했다. "헌터든 카운티는 신이 내린 지역인지 모르지만, 진드기의 지역이기도 합니다. 적어도 지금은요."

사냥으로 사슴의 수가 줄어들 것이라는 기대도 있었다. "하지만 사냥꾼들은 대부분 뿔이 달린 수사슴만 잡고 싶어합니다. 사슴은 일부다처형이기 때문에, 설사 수사슴의 수가 크게 줄어든다고 해도 암 컷들은 대부분 임신을 할 것입니다. 다음 해에도 출산율은 높겠죠." 균형을 맞추기 위해, 뉴저지 수렵 당국은 '수사슴 획득하기'라는 장 려 계획을 세웠다. 사냥꾼이 암사슴일 가능성이 높은 뿔 없는 사슴 을 한 마리 잡으면 수사슴을 잡을 수 있는 자격을 주는 것이다.

그러나 지역이 급속히 발전함에 따라, 사슴의 수를 줄일 수 있 는 사냥의 잠정적인 혜택은 급속히 줄어들고 있다. 주인의 허가가 없으면 주거지에서 135미터 이내에서 사냥을 하는 것은 불법이며, 탁 트인 지대 중에는 사냥꾼이 들어갈 수 없는 개인 소유의 땅이 많 다. 그러니 새 집들이 들어설수록, 사슴을 위한 안전한 낙원이 더 많아지는 셈이다. 이렇듯 환경, 경제, 사회, 정치 등 모든 것들이 인 간 가까이에서 사슴 떼가 살아갈 수 있도록 부추기고 있으며, 그에 따라 인간이 라임병을 비롯해 진드기가 매개하는 질병들에 걸릴 위 험도 커지고 있다.

전문가들은 그물로 사슴을 잡은 뒤 저격수가 자비롭게 죽음을 내리거나 불임 수술을 하는 등 사슴의 수를 줄이기 위한 여러 방법 들을 생각해왔다. 하지만 이런 해결책들은 비용이 많이 들거나 검 증되지 않은 것들이며, 게다가 논의 단계에서부터 동물 권리 옹호 론자들의 반발에 직면하곤 한다. "정치적으로 볼 때, 사슴의 수를 크게 줄인다는 것은 달성하기가 대단히 어려운 목표입니다."

개념상으로 보면, 라임병은 쉽게 예방할 수 있는 병이다. 진드 기에 물리지 않도록 조심하면 된다. 헌터든 카운티 보건과는 여러

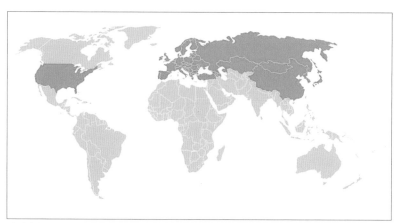
전 세계 라임병 발병 지역.

해 동안 라임병을 알리고 그에 대처하기 위해 교육 활동을 해왔다. 보건 교사 한 명을 포함한 몇몇 직원들이 이 일을 전담하고 있다. 베클리는 이렇게 말했다. "곤충 기피제를 사용하고, 진드기 발생 지역에 가지 말고, 진드기가 나오는 시기에는 길로만 다니고, 밝은 색깔의 옷을 입고, 집에 돌아오면 몸을 꼼꼼히 살펴보라는 등 대중에게 예방의 중요성을 강조하고 있지만, 우리 카운티의 감염률은 여전히 줄어들 기미가 보이지 않습니다."

4

• • •

    "2000년 10월 초에 저는 존과 함께 케이프코드에서 주말을 보낸 뒤 차를 몰고 집으로 오고 있었어요. 그런데 척추가 굳는 듯한 느낌이 들기 시작했어요." 린다는 말을 시작했다. "안 아픈 근육이 없었죠. 식욕도 없어졌고 마음을 가라앉힐 수가 없었어요. 열도 났고, 몸이 덜덜 떨리다가 급기야는 경련이 일어났어요." 전문 간호사는 독감이라고 진단했다. 그날 밤 존 베클리는 아내의 오른쪽 어깨뼈 위에 황소의 눈 같은 발진이 난 것을 보았다. 그는 아내가 라임병에 걸린 것이 확실하다고 생각했다. 린다는 의사를 찾아갔고, 3주 동안 항생제 치료를 받았다. 그녀는 금방 진단을 받았기에 다행이었다. 많은 사람들은 증세가 훨씬 더 나빠질 때까지 라임병이라는 것을 깨닫지 못하며, 관절과 신경 통증을 비롯해 영구적인 피해를 입는 경우도 있다.

    린다 베클리는 자신이 어디에서 진드기에 물렸는지 확실히 알지는 못하지만, 개 윌리와 함께 집에서 멀지 않은 래리턴 강의 사우스브랜치 근처를 산책할 때 물렸을 것이라고 믿고 있었다. 그렇게 산책을 하고 난 뒤에 자동차에서 진드기를 발견한 적이 전에도 두 번이나 있었기 때문이다.

    우리는 집 뒤 베란다로 나갔다. 그 지역의 집들이 대개 그렇듯이, 베클리 부부의 뒤뜰도 숲으로 둘러싸여 있었다. 이곳으로 차를 몰고 오면서 나는 이 도시가 숲의 바다에 잔디밭이라는 섬들이 떠 있는 군도 같다는 느낌을 받았다. 숲의 반도가 뒤쪽에서 집들을 감싸면서 앞뜰까지 뻗어 있었다. 그리고 포장된 도로들이 집적회로판의 미로 같은 문양을 이루면서 주변으로 나 있었다. 어디를 보든 잔디밭 바로 옆에 숲이 붙어 있었고, 오후가 되니 사슴, 다람쥐, 줄무늬다람쥐가 양쪽을 오가는 모습을 쉽게 볼 수 있었다. 베클리의 집 앞뒤로는 화초들이 줄을 지어 심어져 있었다. 정말 사슴들에게는 꿈의 서식지였다.

린다와 나는 윌리를 산책시키기 위해 공원 쪽으로 차를 몰았다. "3년 전 이사 왔을 때에는 여기가 모두 커다란 농장이었어요." 차가 동네를 벗어나 새로운 주택 개발 단지로 들어서자 린다는 운전대 위로 손을 휘저으면서 말했다. "존이 여기 왔을 때에는 농장 저 너머가 전부 숲이었대요. 지금은 여기처럼 새 집이 들어서 있죠."

집들과 함께 갑자기 사람들이 코앞으로 밀려들자, 사슴들은 잔디밭에서 먹이를 먹게 되었다. 새로운 벌채지를 따라 새싹들이 무성하게 피어났다. 소유지 경계를 따라 돌담들이 세워지고, 길가에 나무 더미들이 쌓이면서 라임병 진드기들을 운반하는 동물들의 낙원이 만들어졌다.

공원에 도착해서 린다가 차 문을 열자, 윌리는 목걸이를 채 채우기도 전에 뛰쳐나가서는 벌판을 가로질러 강을 향해 달려갔다. 우리는 개가 있는 쪽으로 숲을 가로질러 걸어가다가 초콜릿처럼 짙은 갈색을 띤 사슴 다섯 마리를 흘깃 보았다. 그 사이에 윌리는 사우스브랜치를 헤엄쳐 건넌 다음, 78번 도로를 떠받치고 있는 거대한 시멘트 기둥들 아래로 놓여 있는 둑을 향해 달리고 있었다. 반대편 둑 위로 뻗어나간 4차선 도로로 차들이 달리면서 괴성을 지르고 있었다.

"윌리, 돌아와!" 린다가 소리쳤다. 나는 마른 회색 가지 하나를 집어 강으로 던졌다. 가지는 물살에 휩쓸려 빙빙 돌았다. 윌리가 마침내 몸을 돌려 나무가 우거진 강둑을 기어올라 우리 쪽으로 달려왔다.

"가끔 이래요." 린다는 미안해하는 표정으로 말했다.

그날 저녁 차를 몰고 돌아오는데, 78번 도로에 난 교통사고 뒤처리 때문에 길이 막혔다. 차를 멈추고 기다리는 동안, 나는 래리턴 강의 사우스브랜치에서 던진 그 가지가 허치슨 메모리얼 숲까지 가려면 얼마나 오래 걸릴까 상상해보았다. 그러다 보니 몇 달 전 6월의 어느 아침에 그 오래된 숲에서 에드먼드 스타일스와 걷던 일이 떠올랐다. 세월은 나무 같은 대상들뿐 아니라, 성장하는 숲의 미묘한 과정들을 통해서도 정의되는 것이리라. 우리 세계, 즉 이웃들이 새로운 직장을 찾아 다른 도시로 옮겨 가고, 새로운 상가 건물이 세워지고, 농장이 없어지고 그 자리에 새로운 주택 단지가 개발되는 등 커다란 변화들 사이의 간격이 매일매일 더 줄어드는 듯이 보이는 이 세계는 언제쯤 방해받지 않는 긴 짬을 낼 수 있을지 궁금했다.

심지어 린다가 병을 앓은 기간도 의미상 줄어들어 왔다. 의사

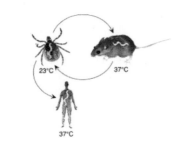
라임병의 순환 구조.

들은 그녀가 걸린 라임병의 의미를 진드기에게 물렸을 때부터 항생제 치료가 끝났을 때까지로 축소했다. 하지만 이런 임상적 정의는 그녀의 병에 담긴 더 넓은 생태학적 의미들, 즉 그것의 완전한 의미를 배제하는 것이다. 그녀의 병은 그녀의 몸에 들어간 세균에만 관련된 것이 아니었다. 그것은 미국 동부의 숲들이 겪은 불행한 역사의 연장선상에 있었으며, 가을의 참나무와 히코리, 사라진 포식자들, 지나치게 많아진 사슴 및 생쥐와 연결되어 있었다. 그녀의 병은 그녀만의 것이 아니었다. 그것은 너무나 커서 전체를 거의 볼 수 없는 그림의 세부적인 한 부분이었다.

5

• • •

뉴욕 주 밀브룩의 생태연구소에 근무하는 생태학자 리처드 오스트펠드만큼 이 큰 그림, 즉 라임병의 생태학을 잘 이해하고 있는 사람은 아마 없을 것이다. 1990년대 중반 오스트펠드는 사람들이 라임병에 걸릴 위험을 그 지역의 도토리 수로 예측할 수 있지 않을까 생각하기 시작했다. 도토리는 몇 년에 한 번 풍작을 이루었다가 그 뒤 몇 년 동안은 거의 맺히지 않는다. 같은 지역의 나무들은 넓은 면적에 걸쳐 같은 주기성을 보여준다. 그것은 부분적으로 지역의 기후 때문이기도 하다.

오스트펠드는 도토리가 사슴과 생쥐를 꾀고, 인간의 라임병 발생이 이런 동물들의 밀도와 관련이 있다면, 인간의 감염률이 도토리 생산량과 관련이 있을 것이라고 추론했다. 생태학자들은 이것을 '폭포 효과cascade effect'라고 한다.[11]

1995년 밀브룩 근처의 도토리 생산량이 크게 줄어들자, 오스트펠드와 동료들은 그의 이론을 검증할 기회가 왔음을 알았다. 밀브룩은 더체스 카운티에 있다. 이곳은 라임병 발병률이 특이하게 높은 데다 참나무와 사람이 많았기에, 연구하기에 이상적인 장소였다. 오스트펠드 연구진은 연구소의 숲 여러 군데에 서로 다른 조사 지역을 설정했다. 한쪽에는 얼마 열리지 않은 도토리들이 그대로 떨어지도록 놔두었고, 다른 쪽에는 저절로 열려 떨어지는 것 외에 다른 곳에서 가져온 도토리를 100만 알쯤 더 뿌렸다. 오스트펠드는 정기적으로 찾아가서 두 조사 지역에 어떤 일이 벌어지는지 비교했다.

그 해 가을, 도토리를 추가한 조사 지역에 훨씬 더 많은 사슴이 몰리는 것을 볼 수 있었다. 다음 해 봄이 되자 또 다른 현상들이 뚜렷이 나타났다. 도토리를 추가한 지역에서 생쥐 개체군이 폭발적으

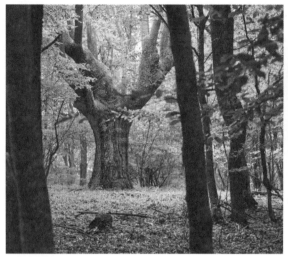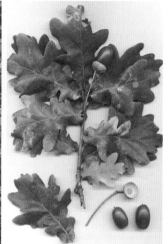

참나무 숲의 모습과 도토리.

로 늘어난 것이다. 겨울 동안 이곳에 있는 어른 생쥐들이 잘 먹어서 다른 지역에 있는 생쥐들보다 더 많이 살아남아, 봄에 더 많은 새끼를 낳았기 때문이다. 오스트펠드 연구진은 조사 지역에 그물을 쳤다. 진드기를 채집하는 데 쓰이는 표준 방법이다. 놀랍게도 도토리가 많은 조사 지역이 그렇지 않은 조사 지역보다 새로 부화한 진드기, 즉 애벌레의 수가 8배나 더 많았다. 도토리는 진드기를 꾀어들이지 않는다. 대신 많은 도토리가 더 많은 사슴을 꾀어들이고, 사슴이 가을에 도토리를 먹을 때 몸에서 더 많은 진드기 성체들이 떨어져나온 것이다. 그리고 진드기 암컷들이 땅에 낳은 알들이 봄에 부화했고, 1996년 초여름이 되자 진드기 애벌레 수가 엄청나게 늘어났다.

이 새로 부화한 진드기들은 특이한 점이 있었다. 이들은 라임병을 일으키는 세균을 지니고 있지 않았다. 어미 진드기가 감염된 경우에도 세균은 알을 통해 애벌레에게 전파되지 않았다. 진드기가 세균에 감염되려면, 먼저 생쥐 같은 감염된 동물의 피를 빨아야 했다. 그리고 생쥐들은 대부분 그 세균을 지니고 있으므로, 생쥐의 피를 빤 진드기들도 거의 모두 감염되었다.

따라서 한 지역에서 생쥐의 수가 늘어날수록, 그 지역에서 활발하게 먹이를 찾는 진드기들이 감염될 가능성이 높다는 추론도 타당했다. 그리고 도토리가 풍부한 조사 지역에 더 많은 생쥐들이 꼬이므로, 오스트펠드는 그곳에서 감염된 진드기들의 비율이 더 높게 나왔어도 놀라지 않았다. 게다가 감염된 진드기들의 밀도가 높을수록 더 많은 사람들이 라임병에 감염되므로, 오스트펠드의 도토리 이론은 이런 야외 실험을 통해 뒷받침되었다. 즉 인간의 건강은 도토리 생산량과 관련이 있다.

오스트펠드 이론은 자연적으로 풍작이 이루어지면 제대로 검증될 수 있다. 그는 도토리가 많이 열린 지역의 인간 감염률과 그렇지 않은 지역의 감염률을 비교하거나, 같은 지역에서 몇 해에 걸쳐 연속해서 감염률을 비교할 수도 있다. 도토리가 풍작이 들 때마다 매번 감염률이 크게 높아진다면, 그의 이론에 상당한 무게가 실릴 것이다.

6

● ● ●

    1997년은 대서양 중부 주들에서 도토리 생산량이 가장 많은 해에 속했다. 허치슨 메모리얼 숲의 에드먼드 스타일스는 그 해에 도토리가 풍작이었다고 회상했다. "숲 속을 걸을 때면 구슬 위를 걷는 것 같았죠." 뉴저지 주 매디슨에 있는 드루 대학의 교정처럼 도토리가 비 오듯 쏟아지는 광경을 생생하게 목격할 수 있는 곳은 아마 없을 것이다. 이 대학은 오래된 참나무 숲 속에 들어앉아 있다. 키가 30미터나 되는 참나무들을 비롯해 아름다운 참나무들이 우거진 이곳은 예전부터 '숲 속의 대학'이라고 불리곤 했다.

    1997년 가을에 제프 던버는 스무 살의 2학년 학생이었다. 그가 생활하는 기숙사 지붕에도 수많은 도토리들이 후드득 쏟아져 내리는 바람에 시끄러워 밤잠을 설칠 때도 종종 있었다. 낮에는 사슴들이 근처 숲에서 나와 교정을 돌아다녔고, 줄무늬다람쥐, 다람쥐, 생쥐가 건물 아래쪽에서 쪼르르 달리곤 했다. 그 해 가을 교정에 그렇게 많은 사슴들이 출현했다는 것은 알을 지닌 진드기들이 무수히 교정에 떨어지고 있었다는 얘기다. 그 결과 2년 뒤인 1999년 여름, 피에 굶주린 약충들이 폭발적으로 늘어났다. 바로 그 여름에 던버는 교정에 머물면서 주 하원의원 밑에서 부업을 하기로 했다. 그는 거의 매일 저녁 교정에서 원반던지기 놀이를 했다. 원반이 제멋대로 날아다닌 탓에, 그는 종종 진드기들이 가득한 덤불 속을 뒤지곤 했다.

8월 1일 잠에서 깨어난 던버는 얼굴 왼쪽이 마비된 것을 알았다. 그는 근처 모리스타운 메모리얼 병원 응급실로 갔다. 당직 의사는 스테로이드를 처방해 주었다. 몸의 면역계가 라임병 세균에 보이는 반응을 측정하는 라임 검사는 음성으로 나왔다. 하지만 아직 면역 반응이 일어나지 않았을 수도 있으므로, 검사 결과가 확정적인 것은 아니었다. 발견되지 않은 채로 병이 진행될 수도 있는 것이다. 던버의 안면 마비는 더 이상 치료하지 않았는데도 2주일이 지나자 사라졌다.

그는 2000년 겨울까지 일을 계속했다. 그 해 2월 우편물을 봉투에 넣는 일을 하고 있는데, 어깨와 팔꿈치가 뻣뻣해지고 아파오더니 거의 움직일 수 없는 지경이 되었다. 의사는 우편물 넣는 일을 오래 반복해서 양쪽 어깨 관절에 무리가 온 것이라 진단하고, 물리 요법을 권했다. 치료를 받자 좀 나아지긴 했지만, 던버는 여전히 피곤하고 아팠다. 2001년 여름에는 무릎 인대가 약간 파열되는 바람에 관절 내시경 수술을 받았다. 수술 도중 의사는 관절에 심한 염증이 생긴 것을 발견했다. 의사는 라임 검사를 요청했고, 결과는 양성이었다. 세균은 이미 던버의 관절과 척수에 침입한 상태였다. 그의 상태는 8주 동안 정맥에 항생제를 투여한 뒤에야 나아졌고, 증상들도 대부분 사라졌다.

한편 그 무렵 오스트펠드는 2년 전 도토리가 대풍작이었던 대서양 중부 주들에서 라임병 발병률 자료를 모으고 있었다. 그의 이론이 옳다면, 대풍작 2년 뒤에 인체 감염률이 증가해야 했다. 1999년도 감염률은 1997년 대풍작이 든 지역에서 증가했다. 사실 던버가 병에 걸린 1999년은 대서양 중부 지역에서 라임병에 걸린 환자 수가 세 번째로 많은 해였다.[12]

7

● ● ●

생쥐와 줄무늬다람쥐는 자신을 무는 진드기들 중 90퍼센트 이상에게 라임병을 옮기는 반면, 주머니쥐, 미국너구리, 새 같은 다른 수많은 숲 거주자들은 자기 몸의 진드기들 중 10퍼센트에게만 세균을 감염시킨다. 이런 현격한 차이가 라임병 생태학의 핵심이다. 진드기들의 먹이는 그들이 선택할 수 있는 종의 수에 거의 직접적으로 비례한다. 한때 허치슨 메모리얼 숲이 그랬듯이 숲에 아주 많은 종류의 동물들이 산다면, 진드기가 생쥐를 먹이로 삼을 확률은 줄어들 것이고, 따라서 진드기들이 라임병 세균에 감염될 기회도 줄어들 것이다.

오스트펠드는 그렇다면 미국 북동부 지역 숲들에서 많은 종이 사라지고 지금처럼 생쥐와 줄무늬다람쥐 같은 일반 섭식자들이 판을 치게 된 상황이 라임병 증가에 한몫을 한 것이 아닐까 생각했다.

뒤집어 말하면, 숲에 다양한 종을 돌려주면 생쥐와 줄무늬다람쥐의 밀도가 줄어들고, 그에 따라 진드기와 사람들의 감염률도 줄어든다는 의미일까? 다시 말해 생물 다양성이 더 커지면, 라임병으로부터 사람들이 어느 정도 보호받게 되는 것일까?

오스트펠드는 풍부하고 다양한 오래된 숲을 다시 만들 수는 없었지만, 컴퓨터 모델링을 이용해 자신의 이른바 희석 이론을 시험할 수 있었다. 그는 컴퓨터 화면 속에 숲을 만들었다. 이 컴퓨터 모형 숲에 새로운 종을 추가할 때마다, 라임병 세균에 감염된 진드기의 밀도는 줄어들었다.

오스트펠드 연구진은 플로리다 주에서 메인 주에 이르기까지 동부에서 라임병을 전파하는 진드기에게 피를 빨린다고 알려져 있는 조류와 포유동물, 양서류 종들의 목록을 모두 뽑았다. 컴퓨터 모형 숲에서 얻은 가설이 실제 세계에 제대로 들어맞는지 알아보기 위해서였다. 미국 남부로 이동할수록 종 다양성은 더 커진다. 그래서 연구자들은 동부 해안 지대를 따라 각 지역에 사는 종의 수와 라임병 환자 발생률을 비교해보았다. 종이 더 많은 지역이 1인당 라임병 발생률이 더 낮다는 결과가 나왔다.[13] 즉 생물 다양성이 높으면 인간 집단의 라임병 발생률이 낮아지는 경향을 보이는 듯했다. 적어도 오스트펠드의 발견을 합리적으로 해석하면 그렇다.

라임병의 위험을 줄일 방안을 강구하려면, 훨씬 더 많은 생태학적 문제들을 해결해야 한다. 한 예로 오스트펠드는 지금 서식지

단절이 근처에 사는 사람들의 라임병 감염 위험에 어떤 영향을 미치는지 연구하고 있다. 라임병의 위험에서 우리를 보호해주는 가장 강한 동맹군은 어떤 동물 종일까? 그리고 많은 종들을 지탱하려면, 그래서 그 병에 걸릴 위험을 낮추려면 숲은 얼마나 커야 할까?

8

● ● ●

라임병의 생태를 알고 나면, 지구와 인간의 건강이 고대부터 이어져 있었다는 것을 깨닫게 된다. 오스트펠드의 연구 결과가 말해주듯이, 숲과 거기 사는 종들에 변화가 일어나면, 인간의 병에도 영향이 미친다. 허치슨 메모리얼 숲 같은 곳들은 고요해 보이는 세계가 사실은 인간에 의해 끊임없이 변화를 겪고 있다는 것을 보여주는 표본이다. 라임병이 500년 전에 이미 숲의 거주자들을 감염시켰을지 우리는 결코 알 수 없겠지만, 당시에는 다양한 생태계가 그 영향을 완화시켰을 것이다. 라임병 세균이 있었다면, 오래된 숲의 거주자들은 긴 세월을 거치면서 면역성을 지니게 되었을지 모른다.[14] 우리가 확실히 말할 수 있는 것은, 우리가 세계를 인간이 살기에 더 적합한 곳으로 만들려는 근시안적인 시도들을 하다가, 오히려 질병을 일으키는 수많은 미생물들이 살기에 더 적합한 곳으로 만들어왔다는 것이다.

Six Modern
and How We Are Causing Them

한타바이러스 **5**

Plagues -

죽음의 봄

Six Modern Plagues- and How We Are Causing Them

1

● ● ●

1993년 봄 나바호족의 두 젊은이가 수수께끼 같은 병에 걸려 사망했다. 그 뒤로 사망 환자들이 이어지자, 그 병에 온 나라의 관심이 쏠렸다. 1976년에 레지오넬라병이 발생한 이래로 이렇다 할 전염병이 발생한 적이 한 번도 없었기 때문이다. 희생자인 메릴 바헤(20세)와 약혼녀 플로레나 우디(21세)는 젊었고, 왜 병에 걸렸는지 설명해줄 만한 병력도 전혀 없었다. 그들을 치료한 의사들도 그런 병을 한 번도 본 적이 없었다.

메릴 바헤와 플로레나 우디는 뉴멕시코, 애리조나, 유타 주 사이 64,000평방킬로미터에 걸쳐 펼쳐져 있는 인디언 보호구역에서 자랐지만, 성장 배경은 전혀 달랐다.

메릴 바헤는 하루하루 가난과 싸우며 힘겹게 살아왔다. 토레

온 중학교에 다닐 때, 주중에 메릴은 매일 새벽 다섯 시에 일어나 자신이 여태껏 보아온 유일한 친구인 담요에서 빠져나와 판자와 루핑으로 된 오두막집을 나섰다. 한 시간을 달려서 첫 수업이 시작되기 두 시간 전에 학교에 도착해 친절한 식당 직원과 함께 아침을 먹으면, 식사도 제대로 할 수 있을 뿐 아니라 가족에게 줄 부담도 덜 수 있었다. 메릴의 달리기 속도와 강인한 성격을 눈여겨본 토레온의 육상 코치는 어느 날 미국 정부가 세우고 지금은 19개 푸에블로 부족들이 공동 운영하고 있는 기술학교인 산타페 인디언 학교의 육상 코치 마이크 고로스페에게 전화를 걸었다.

메릴 바헤는 1988년 가을 학기부터 기숙학교에 다닐 수 있는 허가를 받았다. 그의 장래가 바뀌는 듯했다.

뉴멕시코 주 리틀워터에서 가족과 함께 이동 트레일러에서 생활하던 플로레나 우디는 절벽을 올라 독수리 둥지에서 깃털을 훔쳐오고, 팔팔한 말을 타고 달리기를 좋아하는, 늘 활기차고 열정이 넘치는 여성이었다. 그러던 그녀에게 새로운 광채가 나타났다. 오빠 콜린스는 플로레나가 메릴에게 말을 걸려고 할 때마다 "꿀 먹은 벙어리가 되곤 했다"고 회상했다.

플로레나 우디는 1993년 4월 29일에 병에 걸린 증상을 보였다. 처음에는 그저 목과 어깨에 근육통이 나타났을 뿐이다. 나흘 뒤 열이 나고 기침이 나오기 시작했다. 5월 6일 플로레나는 의사를 찾아갔다. 의사는 약한 독감에 걸린 것 같다며 주사를 한 대 놓고 항생제를 처방해주었다. 그 외에는 별로 도울 일이 없어 보였다. 하지만 일주일이 지나도 플로레나의 열은 내리지 않았다. 토요일 밤, 플로레나의 어머니 비타 베가이는 딸이 점점 더 혼수상태에 빠져들고 있다는 것을 알았다. 그녀는 딸을 11킬로미터쯤 떨어진 크라운포인트 병원으로 데려갔다.

"숨을 쉴 수가 없어요." 플로레나는 진찰을 하는 의사에게 울먹이며 말했다.

의사는 가슴 X선 사진을 찍도록 했다. 부드러운 조직들은 X선 필름에 검게 나타난다. 필름을 본 의사는 가슴이 철렁했다. 플로레나의 두 폐가 모두 하얗게 나와 있었다. 이해할 수 없는 일이었지만, 그녀의 폐에 빠르게 액체가 차고 있었다.

복도에서 지켜보던 플로레나의 식구들은 병원 직원이 병실에 있던 나머지 침대를 꺼내고 그 자리에 인공호흡기를 들여놓는 광경을 보고 깜짝 놀랐다. 하지만 그런 시도도 아무 소용이 없었다. 날카로운 경보가 울렸다. 사람들의 시선이 일제히 심장 박동 모니터로 쏠렸다. 빛나는 초록색 파동이 플로레나의 심장이 멎고 있다는 것을 알리고 있었다. 마침내 심장이 멈췄다.

메릴 바혜의 증상은 처음에는 약했다가 이틀 뒤 급격히 악화되었다. 5월 11일 화요일. 플로레나의 장례식을 3일 앞둔 날이었다.

"당장 병원에 가." 비타 베가이가 명령했다. 메릴이 트럭에 올라타자, 플로레나의 사촌 캐롤린이 운전을 해서 크라운포인트 병원으로 갔다. 메릴의 피 검사를 한 젊은 의사는 비정상적인 점을 발견했지만, 무엇이 잘못되었는지 알 수가 없어 쩔쩔맸다. 의사들은 증상이 악화되면 꼭 다시 와야 한다고 다짐을 받고서 메릴을 퇴원시켰다.

금요일 장례식 날 아침, 메릴의 입술은 산소 부족으로 약간 푸르게 변했다. 플로레나의 오빠 콜린스는 사촌 캐롤린에게 메릴을 갤럽에 있는 병원까지 태워주라고 부탁했다.

소로 북쪽으로 16킬로미터쯤 갔을 때, 메릴은 숨을 쉴 때마다 눈에 띄게 힘겨워하는 기색을 보이기 시작했다. 피부에 핏기가 가셨고, 입술은 더 푸르게 변했다. 캐롤린은 마을 길가에 있는 편의점 주차장에 차를 세웠다. 잠시 뒤 소로 의용 응급 구조단에서 구조대원들이 도착했다. 하지만 그들은 메릴을 되살릴 수 없었다.

의료조사국 부국장 퍼트리샤 맥필리는 메릴의 간이 부검을 끝낸 뒤, 포코너스에서 주기적으로 발생하는 벼룩이 옮기는 폐렴인지 검사하기 위해 조직을 떼어 주립 연구소로 보냈다. 폐렴 검사는 자정쯤에 끝났다. 하지만 검사 결과는 음성이었다. 그 젊은 연인은 다른 이유로 죽은 것이었다. 맥필리는 도대체 무엇이 그랬는지 전혀 감을 잡을 수가 없었다.

—스티브 스턴버그, 〈고통의 격발〉[1]

2

● ● ●

콜로라도 고원은 유타 남동부, 애리조나 북부, 뉴멕시코 북서부, 콜로라도 서부 사이에 333,000평방킬로미터에 걸쳐 뻗어 있다.[2] 이 지역은 지난 200년 중 최근 25년 동안에 다른 어떤 시기보다 더 많은 비와 눈이 내렸다.[3] 그리고 그 200년은 지난 2,129년 동안 고원이 가장 습했던 시기다. 이 고원은 사실 산으로 둘러싸이고 가운데 평평한 땅이 놓인 거대한 분지다. 이곳은 독특한 동식물 분포와 기후 양상을 지니고 있어서, 다른 남서 지방과 별개의 세계가 되어 있다.

오래된 나무들과 아직 남아 있는 잔해들을 보면 이 고원이 놀라운 기후 변화를 겪어왔음을 알 수 있다. 잔해들 중에는 1,000년 전의 것도 있다. 과거의 자취들이 거의 지워지기 시작하는 봄이 되면 줄기 안쪽에서 새로운 부름켜가 자라난다. 생장하는 계절이 끝나갈 때면, 수액은 빠져나가고 부름켜는 남아 다음 해 봄에 새로운 성장을 시작한다. 해마다, 세기마다 그 과정이 이어지면서, 줄기 안쪽으로 나이테가 켜켜이 쌓여간다. 나이테는 비가 많은 생장기에는 넓어지고 가뭄이 들면 좁아지는 경향을 보인다. 녹스빌에 있는 테네시 대학의 헨리 그리시노 메이어 같은 나이테 전문가들은 줄기에 지름이 빨대만 한 구멍을 뚫어 나무심을 파낸 다음 현미경으로 조사한다. 이런 방법으로 나이테의 수를 세어 나무의 나이를

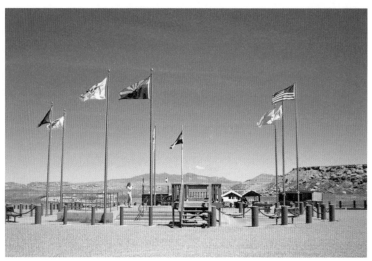

포코너스 모뉴먼트. 미국의 네 개 주가 만나는 지점으로, 1993년 봄 이 지역의 많은 사람들이 한타바이러스에 감염되었다.

추정하고 나이테의 특징과 폭을 분석해 당시의 기후 양상을 파악
할 수 있다.

　콜로라도 고원은 사막 같은 기후였다가 최근 들어 계절적인 몬
순 기후에 가까운 쪽으로 장기 기후가 큰 폭으로 변해왔다. 많은
기후 학자들은 엘니뇨 현상 때문에 남아메리카 서부 해안 근처의
해수 온도가 더 자주 상승하는 것이 변화의 한 원인이라고 말하고
있다.

　엘니뇨가 일어난 해에는 남아메리카 서부 해안의 바닷물 수면
온도가 아주 따뜻해지는 반면, 이른바 라니냐가 일어난 해에는 수
면 온도가 차가워진다. 이렇게 요동치는 해수면 온도 변화는 대기
로 증발하는 물의 양과 높은 고도에서 부는 바람의 경로에 영향을

미침으로써 다방면으로 날씨에 영향을 미칠 수 있다. 과거에는 엘니뇨와 라니냐의 교대가 일시적이고 완만했다. 하지만 최근 수십년 동안 엘니뇨는 유별나게 오래 지속되곤 하면서, 여러 지역의 강수량을 늘리는 등 극단적인 날씨 변화를 일으켜왔다.

엘니뇨는 태평양의 무역풍을 약화시키거나 심하면 동에서 서로 바람 방향을 역전시키기까지 하므로, 정상일 때는 북아메리카 서북부로 지나가는 태풍을 남쪽으로 향하게 해서 캘리포니아 남부와 남서부 지역에 심한 호우와 폭설을 안기곤 한다.

엘니뇨 자체는 자연적인 것이지만, 태평양의 수온이 극단적인 수준까지 올라가 오랫동안 유지되는 것은 새로운 현상인 듯하다.[4] 지구 온난화가 원인이라고 주장하는 과학자들도 있다. 그리고 많은 증거들이 보여주고 있듯이, 그것은 인간의 활동에서 비롯된 것이다. 즉 승용차와 트럭, 석탄 화력 발전소 같은 오염원들이 열을 가두는 기체들을 대량으로 대기로 뿜어내기 때문이다. 고원의 강수 양상을 역사적으로 연구해온 그리시노 메이어는 이렇게 설명했다. "지구 온난화는 엘니뇨 같은 주기성을 띤 많은 자연 현상들을 더 강화하는 역할을 합니다. 거기에는 의심할 여지가 없다고 봐요. 강수량이 증가한 지난 200년 동안 화석 연료 사용량도 증가하고 대기로 배출된 온실 기체의 양도 증가했어요."

1991년 강력한 엘니뇨 주기가 시작되어 다음 해 초에 심한 엘니뇨가 발생했다.[5] 그 결과 홍수가 로스앤젤레스 지역을 휩쓸면서, 금세 차오른 물 때문에 50명의 자동차 운전자가 오도 가도 못하는 처지가 되었고 열다섯 살 된 소년이 물에 휩쓸려 사망했다.[6] 그 다음 달에는 태평양의 습기를 머금은 바람이 라스베이거스를 강타하면서 강수량 6.4센티미터의 비를 퍼부어 거리 곳곳을 물바다로 만들고 덕크릭을 급류로 바꿔놓았다.[7] 1992년 12월에는 뉴멕시코 갤럽 지역과 콜로라도 고원의 많은 지역에 엄청난 폭설이 내려, 수채화 같던 경관을 흑백 사진처럼 바꿔놓았다. 이렇게 폭우가 계속되자, 미 연방 비상관리청은 정상적인 상황에서는 건조한 지역이었던 그곳을 홍수 재난 지역으로 선포했다.[8] 1993년 첫 석 달 동안 고원 곳곳에 약한 눈보라와 비가 오락가락했다.[9] 뉴멕시코 주는 이웃한 애리조나 주와 함께 다시 홍수 재난 지역으로 선포되었다.[10]

가을과 겨울에 내린 비가 곱향나무와 피논소나무 숲이 자라는 고원의 토양에 수분을 제공한 덕분에, 1993년 가을 피논소나무들은 엄청난 양의 열매를 맺었다. 이 열매들은 새와 각종 설치류의 식량이 되었다. 그리고 전 해 가을에 뿌려졌던 수많은 털빕새귀리 씨앗들이 가을비에 발아하기 시작해서 습한 토양 속으로 뿌리를 뻗었다. 봄에 첫 비가 내리기 시작하자, 이 넓게 뻗어 있던 뿌리들은 금방 촉촉이 젖어 연한 초록빛 새싹들을 내밀면서 털이 난 잎들을 펼쳤다.[11]

뱀꼬리풀도 싹을 틔워, 메뚜기들의 보금자리 겸 먹이가 되었다.[12] 열량이 풍부한 야생화, 견과, 곱향나무 열매, 구과 등이 이렇게 유달리 풍부해지자 생쥐들의 수도 늘어났고, 녹색식물들을 마음

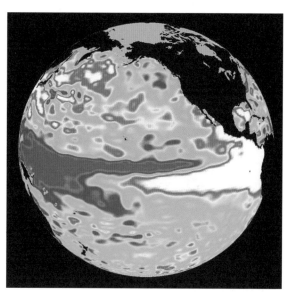

위성으로 관측한 지구의 엘니뇨 현상.

껏 먹게 되자 생쥐들의 번식 주기가 빨라졌다. 이렇게 폭우는 고원
의 생활사를 변화시켰다.

3

● ● ●

한타바이러스폐증후군hantavirus pulmonary syndrome(HPS)은
희생자가 자신의 체액에 익사당하게 되는 치명적인 감염 질환이다.

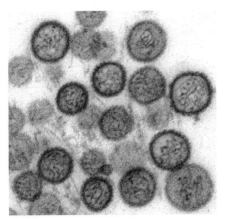

한타바이러스.

정확히 말하면 HPS는 새로운 것이 아니다. 적어도 나바호족 사람들에게는 그랬다. 나바호족 원로들은 '나아추시'(생쥐)와 '초시 두이티니'(생쥐의 오줌에 들어 있는 눈에 안 보이는 작은 존재)가 이 병을 일으킨다고 말했다. 그것은 코와 입으로 들어가 희생자의 숨을 거둬갔다. 나바호족 원로들은 생쥐가 많아지면 고원에 이 병이 돌아 건강한 나바호족 젊은이들이 죽어나간다고 말했다. 그들은 그런 일이 두 번 있었다고 했다. 한 번은 독감이 나바호족 보호구역을 휩쓸면서 참화를 일으키고 지나간 뒤인 1919년 봄이었다.[13] 또 한 번은 겨울비와 봄비가 유달리 심하게 내린 뒤인 1933년과 1934년이었다.[14] 원로들은 1992년과 1993년에 겨울비와 봄비가 내렸기 때문에 병이 다시 찾아온 것이라고 짐작했다. 플로레나 우디와 메릴 바헤는 그 병에 희생된 것이었다.

나바호족이 오랜 세대 동안 그런 식으로 설명해왔음에도, 공중보건 당국이 그 병의 존재를 알아차린 것은 1993년에 병이 크게 돌기 시작하고 나서였다. 엘니뇨에 따른 폭우도 그 전염병을 촉발하는 데 기여했을 것이다. HPS는 인간 자신이 영향을 끼치고 있는 듯 보이는 강수 양상에 따라 증감하는 질병이자, 뉴멕시코 주 스틸워

터에 살던 젊은 연인의 운명이 수천 킬로미터 떨어진 페루 해안의
수온 변화에 어떻게 영향을 받았는지를 보여주는 인상적인 사례다.

그 병의 수수께끼가 풀리기 시작했을 때, 나바호족의 오래된 지
혜와 과학적 분석이 가장 특이한 방식으로 뒤섞이면서 병을 이해하
는 데 도움을 주었다. 적어도 양쪽 관점을 간직할 수 있는 사람들에
게는 그런 결합이 인간이 홀로 선 종이 아니라, 기후와 생태, 그리
고 서로 얽힌 운명들의 그물 속에 있는 수많은 종들 가운데 하나일
뿐이라는 새롭고 강력한 포괄적인 관점을 내놓는 것으로 보였다.
그것은 인간의 질병이 응급실과 치료법 찾기에 한정된 것이 아니라
훨씬 더 큰 의미를 지닌다는 관점이었다.

4

• • •

뉴멕시코 앨버커키의 인디언 보건소에 근무하는 의사 벤
무네타는 나바호족의 전통 의료 지식을 현대적으로 해석하는 일에
몰두하고 있다. 나바호족 보호구역에서 태어나 스탠퍼드 대학 부설
의대에서 공부한 무네타는 포코너스 지역의 많은 사람들이 한타바
이러스에 감염되었던 1993년 봄에 인디언 보건소에서 일을 하고
있었다.

2002년 나와 만난 자리에서 무네타는 이렇게 회상했다. "조사단을 보낸 질병통제예방센터(CDC) 직원들을 포함해서 모두들 이 살인 질병의 정체가 무엇인지 몰라 당혹스러워하는 듯했어요." 6월에 나바호족 추장 페테르손 자는 애리조나 주 윈도록으로 나바호족 치료사들을 불러 모았다. 치료사들은 하나같이 인간이 자연에서 우월한 힘을 지닌 자가 아니라, 오히려 다른 생물들에게 의존해 살아가는 존재라고 말했다. 그들은 그 질병이 환경의 부조화에서 비롯된 것이므로, 환자와 우주의 조화를 회복시킬 의식이 필요하다고 주장했다.

"CDC에서 나온 사람들 몇 명을 포함해서 그 회의에 참석한 사람들은 한타바이러스가 새로운 병이 아니라는 것을 깨닫기 시작했습니다. 몇몇 원로들도 나아추시가 단순히 생쥐를 뜻하는 것이 아니라, '대상을 빤 다음 달아나면서 침 자국을 길게 남기는 것'이라고 말했습니다. 아마 그들은 그 바이러스가 생쥐의 오줌 말고 침을 통해서도 퍼진다는 것을 깨닫고 있었겠지요. 원로들은 생쥐와 접촉하지 말라는 금기를 오랫동안 지켜왔어요."

무네타는 나바호족이 여러 세기 전부터 그 병의 기본 생태를 이해하고 있었을 뿐 아니라. 그에 맞는 치유 의식을 고안해냈다고 믿는다. 그의 믿음은 나바호족의 색깔 모래 그림에 바탕을 두고 있다. 그가 찍은 사진에는 생쥐와 서너 종류의 약초가 묘사된 모래 그림이 나와 있다. 그 약초들 중에 나바호족이 '틀로 아지히 리바히기'와 '아웨에차알'이라고 부르는 것이 있다.

무네타는 틀로 아지히 리바히기는 마황의 일종이라고 설명한다. 이 부류의 식물들은 강심제인 에페드린을 만들어낸다. 에페드린은 천식과 알레르기 치료 때 기도를 열기 위해 쓰기도 하며, 의사의 처방 없이 살 수 있다. 흥미로운 점은 비슷한 특성을 지닌 약들이 현재 한타바이러스에 감염된 환자들의 보조 치료에 쓰이고 있다는 사실이다.

무네타에 따르면 색깔 모래 그림에 묘사된 두 번째 식물은 아웨에차알이다. 역사책들을 뒤져보면, 일부 아메리카 원주민들이 이 상록 식물을 감기 치료에 사용했다는 것을 알 수 있다.[15] 또 초록빛 가지들, 산쑥, 곱향나무와 섞어서 환자의 점액을 묽게 하는 데 쓰기도 했다.[16]

1993년의 치료사 회의에 참석한 비나바호족 사람들 중에 뉴멕시코 보건과에서 일하는 전염병학자이자 의사인 론 부어히스가 있었다. "그 모임에 가보니 나바호족이 그 바이러스에 대한 모든 것을 알고 있다는 점이 명확해졌습니다. 우리가 한 일이라고는 그저 바이러스에 이름을 붙이는 것뿐이었죠. CDC가 그 바이러스를 찾아내기 전에, 원로들은 이미 말하고 있었어요. '예전에도 이것은 나타났다! 축축한 겨울이 지난 뒤에. 생쥐들이 많아졌을 때.' 나중에 그 바이러스를 연구한 모든 결과가 보여준 핵심 내용이 바로 그것이었죠. 우리는 DNA 분석을 했으므로, 온갖 분석을 하고 그 바이러스의 진화 역사를 추적할 수 있습니다. 하지만 나바호족에게는 전염병이 도는 것을 오랫동안 관찰해온 역사가 있습니다. 그것은 컴퓨터가 등장해 더 복잡한 통계 분석이 가능해지기 전까지 우리가 사용했던 것과 아주 흡사합니다. 나바호족은 병에 걸린 사람들을 살펴보고, 걸리지 않은 사람들과 비교했죠. 그런 다음 그들이 어떻게 병에 걸렸는지 결론을 끌어냈어요."

부어히스는 말을 계속했다. "전염병학은 곧 체계적인 관찰이라고 할 수 있어요. 나바호족은 나름대로 위험 요인을 분석했습니다. 그들은 고도로 발전한 문화를 지니고 있고, 무수한 세대에 걸쳐 세심하게 관찰한 사항들을 기반이 되는 실용 지식에 추가해왔습니다. 그들이 얼마 안 되는 도구를 갖고도 똑같은 결론에 도달할 수 있었던 한 가지 이유는 우리보다 훨씬 더 폭넓은 상호 연계 개념을 지니고 있었다는 것입니다. 그들은 엄밀한 선형 연계성에는 그다지 의존하지 않고, 우리가 통계를 통해서만 볼 수 있는 연계성들을 일상생활에서 보고 있죠. 특히 그들은 그 병의 기본 생태를 이해하고 있었어요. CDC나 우리들이 그 회의에서 원로들의 이야기를 듣기 전까지 전혀 생각도 못 했던 것들을 말입니다."

5

● ● ●

뉴멕시코 대학의 생태학 교수이자 세빌레타 야외연구소

에서 그 대학의 장기 생태 연구 과제를 이끌고 있는 로버트 파멘터는 생각이 다르다. 그는 나바호족이 그 병을 그렇게 잘 알고 있다는 주장에 큰 비중을 두지 않으며, 대신 현대 과학과 그것이 한타바이러스의 기원에 대해 내린 결론들을 더 중시한다. 포코너스 지역에서 10년 넘게 흰발생쥐 개체군 연구를 이끌고 있으므로, 그가 과학에 더 비중을 두는 것은 당연하다.

내가 대학으로 찾아갔을 때 파멘터는 이렇게 설명했다. "앨버커키 남쪽에 있는 우리 연구소에서 모은 생쥐 자료들은 별 가치가 없는 것으로 밝혀졌습니다. 생쥐 개체군이 아주 오랜 기간에 걸쳐 변동하는 것으로 나타났기 때문입니다. 1993년 봄에는 개체군이 폭발적으로 늘어났어요. 평균적인 해에는 덫 상자를 열 개 설치하면 한두 개에 설치류 한 마리가 잡힙니다. 그런데 1993년 봄에는 아침에 보니 90퍼센트의 덫에 설치류들이 가득 차 있었어요. 또 우리는 아주 정확한 날씨 자료도 보관하고 있었으므로, 한타바이러스의 출현과 겨울과 봄에 유달리 강수량이 많은 뒤에는 늘 생쥐 집단이 증가한다는 것을 조목조목 대조해가며 쉽게 보여줄 수 있었습니다."

세빌레타에서 북쪽으로 300킬로미터쯤 떨어진 나바호족 보호구역에 있는 두 번째 지역에도 유달리 비가 많이 내렸다. 조사 결과, 이곳에서도 생쥐의 수와 HPS 환자 수가 증가한 것으로 나타났다. 세 번째 지역인 유타 주 모앱은 과학적으로 확신을 줄 수 있는 비교 지점임이 드러났다. 다른 곳에서 전염병이 발생하기 전 해에 비가 내리지 않았기 때문이다. 모앱의 생쥐 밀도는 상대적으로 낮

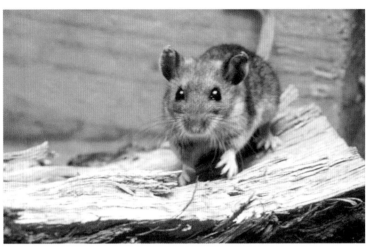

한타바이러스를 유발하는 생쥐.

게 유지되었고, HPS 환자도 전혀 보고되지 않았다.

"이런 자료들을 가지고 세 가지 결론을 끌어낼 수 있습니다." 파멘터는 말했다. 첫째는 1992년과 1993년 초에 내린 비가 생쥐의 수를 급격히 증가시킨 원인이라는 것이다. 1991년 여름 엘니뇨가 출현한 시기에, 뉴멕시코의 흰발생쥐 개체군 밀도는 10에이커당 약 15마리였다가 8개월 뒤에는 10에이커당 약 75마리 이상으로 증가했다. 1993년 봄에는 10에이커당 100마리였다. 둘째, 이런 생쥐 밀도 증가에 뒤이어 첫 HPS 환자들이 나타났다는 것이다.[17] "이 두 가지 결론을 종합하면, 겨울과 여름의 강수량 증가가 한타바이러스의 출현과 관련이 있다는 결론에 이르게 됩니다."[18]

"그렇게 유별나게 비가 많이 내린 원인이 무엇일까요?" 내가 물었다.

"엘니뇨죠. 비가 내리면 병도 따라옵니다. 비가 사라지면 병도 따라서 사라집니다."

하지만 그 그림은 더 복잡하다는 것이 드러났다. 2000년 존스 홉킨스 대학 연구진은 엘니뇨가 발생한 해의 강수량 자료를 더 상세하게 분석했다.[19] 그들은 여러 지역에서 강수량이 평균 수준 이상이었지만, 희생자들이 감염된 집 주위에서는 평균 수준으로 비가 왔다는 것을 발견했다. 파멘터는 그래도 비가 핵심 역할을 한다고 설명했다. 흰발생쥐 개체군은 비가 유독 많이 내린 지역에서 폭발적으로 늘어났으며, 그 쥐들이 협곡에서 빠져나와 돌아다니다가 집, 트레일러, 옥외 변소 같은 곳에서 제2의 서식지를 마련한다는 것이다. 사람들은 바로 그런 곳에서 감염된다.

6

● ● ●

1993년 가을이 되자, 뱀꼬리풀들이 고원 전역에 샛노란 꽃무더기를 피웠다. HPS는 그곳에서 발병하자마자 금방 수그러든 것처럼 보였다. 털빕새귀리의 가느다란 꽃대가 가을바람에 이리저리 흔들렸고, 씨앗은 초록색에서 자주색, 이어서 갈색으로 변했으

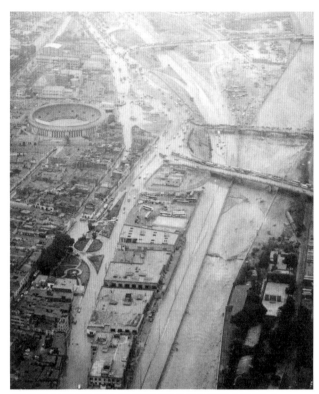

1998년, 엘니뇨가 야기한 폭우로 페루의 리마 시가 흙탕물에 잠긴 모습. ©연합뉴스

며, 식물 자체는 겨울이 오자 서글프고 부조리한 방식으로 죽음을
맞이했다. 나바호족은 늘 이렇게 말해왔다. "일은 아름답게 하고,
글은 조화롭게 써라. 그러면 아름다움과 조화로움 속에서 끝을 맺
게 되리니."[20]

　플로레나와 메릴의 삶은 끝났지만, 그 병은 그들이 살던 공동체
와 그 너머에 있는 사람들에게 자신의 존재를 일깨우면서 그 뒤로

도 다시 나타나곤 했다. 사실 1993년 발병한 이래로, 그 병을 규명하는 일은 아직 시작 단계를 못 벗어나고 있다. 1999년 강력한 엘니뇨가 발생하자, 포코너스 지역의 강수량이 증가했고, 이어서 HPS 환자들이 급증했다. 또 연구자들은 그 병이 포코너스 지역에만 나타나는 현상이 아니라는 것을 알게 되었다. 2002년 여름이 되자, 포코너스에서 걸린 서너 명을 포함해 31개 주에서 총 318명이 새로 한타바이러스폐증후군에 걸린 것으로 드러났다. 그들 중 3분의 1 이상이 사망했다.[21] 새로 병이 옮은 희생자들은 대부분 미국 내 다른 지역에서 살고 있었지만,[22] 그 병은 나바호족이 오래 전부터 자명하다고 생각했던 것을 보여주는 또 하나의 사례였다. 즉 인간의 건강과 자연계의 운명은 떼어낼 수 없다는 것을 말이다.

Six Modern
and How We Are Causing Them

웨스트나일뇌염 6

Plagues -

나일 강에서 온 바이러스

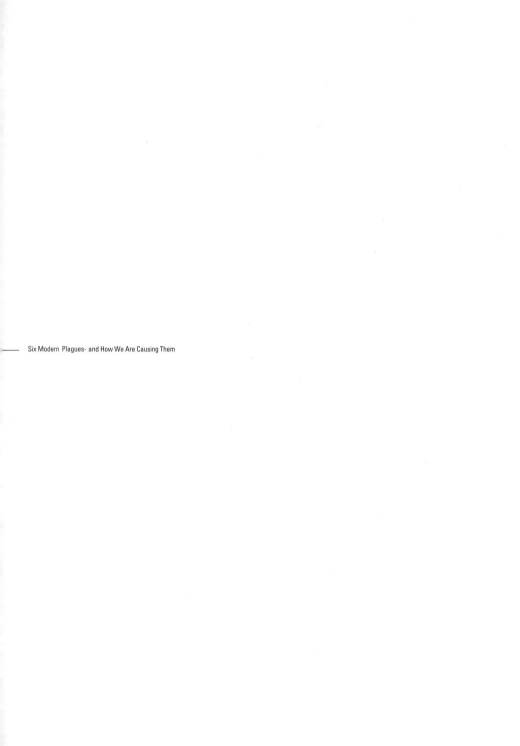

Six Modern Plagues- and How We Are Causing Them

1

● ● ●

그 일은 아마 8월에 일어났을 것이다. 그 작은 갈색 곤충이 언제 엔리코 가브리엘리의 몸에 달라붙었는지 말하라면, 그렇게밖에 말할 수 없다. 그 예순 살의 노인은 뉴욕 퀸스의 이탈리아인 동네 화이트스톤에서 살았으며, 붉은 제라늄과 자주색 코스모스가 피어 있는 자기 정원에서 여름 저녁을 보내는 것이 낙이었다. 하지만 1999년 여름에는 더 이상 그럴 수가 없었다. 7월에는 11일 동안 기온이 35도를 넘었다. 그 도시에서 기온을 재기 시작한 이래로 가장 더운 달이었다.[1]

8월 11일 수요일, 머리카락이 희끗한 가브리엘리는 뉴저지 주 엘리자베스에 있는 마네킹 공장에서 일을 마치고 돌아와서는, 열과 몸살 기운이 있다고 말했다. 부인인 카테리나는 감기인가 보다 생각하고, 아스피린을 두 알 주었다. 그는 밤새 덜덜 떨면서 심하게 땀을 흘렸다.

다음날 플러싱 병원 의료 센터에 실려와 집중 치료를 받을 즈음, 그는 열이 펄펄 끓고, 어디에 와 있는지 알아차리지 못하는 데다, 움직일 수도 없을 정도였다. 그는 급격히 쇠약해졌다. 숨 쉬는 것조차 힘들어서 인공호흡기의 도움을 받아야 했다. 가브리엘리가 누워 있는 침대 머리맡에는 쾌유를 기원하는 카드 수십 장이 붙어 있었다. 며칠 뒤 그는 눈을 뜨고 말을 하기 시작했다. 39.6도까지 올랐던 체온도 떨어졌다. 체중이 10킬로그램 넘게 줄어들어 얼굴이 홀쭉해지긴 했지만, 그 뒤 몇 주에 걸쳐 그는 서서히 기력을 회복했다. 하지만 아직 혼자 걸을 수 없었고 소변도 도뇨관을 이용해야 했다. 수수께끼의 질병에 목숨이 위태로웠던 시기가 지나가고, 그는 지금은 지팡이를 짚고 걸어 다닌다.[2] 그래서 서반구 최초의 웨스트나일바이러스 환자로 기록된 그는 살아서 그 이야기를 할 수 있게 되었다.

가브리엘리에게 증상이 나타나기 시작한 지 나흘 뒤인 8월 15일, 그의 집에서 몇 블록 떨어지지 않은 곳에 사는 81세의 노인이 앓아누웠다. 그 여름에 그는 저녁마다 82세인 부인과 함께 집 바깥에 내놓은 의자에 앉아서 서로 대화를 나누거나 지나가는 동네 사람들과 이야기를 나누면서 보내곤 했다. 존 F. 케네디 국제공항과 라가디어 공항이 근처에 있었기에, 비행기들이 소음을 내며 머리 위로 지나가는 광경도 생활의 일부가 되었다. 근처 연안에서 풍겨

오는 달콤한 바다 냄새도 마찬가지였다. 왜가리, 백로, 갈매기, 온갖 바닷새들이 뻔질나게 동네 하늘을 지나다니면서, 퀸스 상공을 아주 섬세한 몸 구조를 지닌 왜가리에서 둔탁한 모습의 현대 항공기에 이르기까지 비행의 역사를 보여주는 생생한 입체 화면으로 바꿔놓았다. 심장에 약간 문제가 있는 것만 빼면, 이차 세계대전

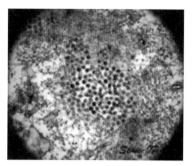

웨스트나일바이러스.

에 하사관으로 참전했던 그는 활력이 있고 건강했다. 그의 아내는 8월의 어느 날 저녁 그가 바깥의 안락의자에서 쉬고 있을 때 모기에게 물린 것이라고 믿고 있다.[3]

퀸스 북부에 있는 그 동네에는 에어컨이 없는 집들이 많았다. 그래서 사람들은 여름 저녁에 집 바깥에 나와 담소하는 것을 낙으로 삼고 있었고, 더운 그 해 여름에는 더 그럴 수밖에 없었다. 그 해 4월에서 6월까지는 지난 100년을 통틀어 가장 건조한 날이 이어졌다.[4] 신문들은 연일 가뭄과 열기 이야기를 써댔다. 중서부에서 동부 해안 지역 사이에서 고온으로 사망한 사람이 100명이 넘었다.[5]

과학 저술가 윌리엄 스티븐스는 《뉴욕 타임스》에서 이렇게 물었다. "날씨에 뭔가 새롭고 특별한 일이 일어나고 있는 것이 아닐까?" 그의 글은 지난 50년 동안 그 지역의 여름 기온이 상승하는 추세를 보여왔으며, 혹서와 가뭄이 더 자주 나타날 수 있다고 지적하고 있었다. 기상학자들은 엘니뇨와 라니냐에 따라 태평양의 해수면

웨스트나일뇌염 · 나일 강에서 온 바이러스

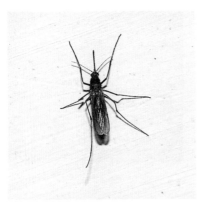

북미집모기 쿨렉스 피피엔스.

온도가 자연적으로 요동함으로써 가뭄이 생기는 것이라고 말했다. 반면 기후학자들은 최근 들어 그 요동이 더 심해지고 있는 것은 지구 온난화 때문이라고 추정했다.

가뭄은 인간에게는 고통을 안겨주었지만, 퀸스 지역에서 가장 흔한 무는 곤충 하나에게는 혜택을 가져다주었다. 북미집모기인 쿨렉스 피피엔스Culex pipiens는 가뭄이 들면 번성한다.[6] 암컷은 피를 양껏 빤 다음 유기양분이 가득한 더러운 물에 알을 낳는다. 가뭄이 들어 몇 달 동안 빗물에 씻기지 않은 탓에, 시 하수구마다 유기물이 가득한 물들이 고이면서 모기 암컷들이 좋아하는 장소가 마련되었다. 모기 알이 부화할 무렵, 지상의 공기가 덥고 건조해서 깨어난 곤충들은 습한 하수구를 떠나지 않고 있었다. 그러다가 8월 5일 퀸스에 몇 달 만에 비가 내렸다. 이 비는 피를 찾아다니는 모기들이 지하 소굴에서 벗어나도록 도와주었다. 땅거미가 질 무렵 그들은 도시로 퍼져나갔다.[7]

모기는 본래 새를 좋아하지만, 인간을 비롯한 포유동물도 문다. 그들의 피는 사실 두 무리에게 혜택을 준다. 모기 자신과, 모기의 몸에 있을지 모르는 바이러스에게. 웨스트나일바이러스도 그렇게 혜택을 입었다. 웨스트나일바이러스는 증식하기 위해 살아 있는 존재, 즉 숙주를 필요로 한다. 모기가 새를 물 때마다, 모기 몸 속의 바이러스에게는 새로운 숙주로 옮겨 갈 기회가 생긴다. 그런 살아 있는 보육실인 숙주가 없고 새로운 숙주로 이동할 수단이 없다면, 바이러스는 금방 죽어 사라질 것이다. 한 숙주 안에서는 수명이 짧기 때문이다. 바이러스는 모기를 매개체로 활용해서 금방 퍼져나가서는 증폭이라는 과정을 통해 수백만 마리의 새들을 감염시킬 수 있다. 그것은 지독하게 효율적인 체계이다. 또 모기는 그 바이러스를 사람에게도 전파한다. 사람에게 옮겨진 바이러스는 뇌에서 증식을 할 수 있다. 가브리엘리와 이웃 노인이 바로 그런 사례였다.

비가 1.5센티미터쯤 퍼붓듯이 내린 지 일주일 뒤인 8월 12일 토요일, 그 이웃 노인은 앞뜰 잔디를 깎고 들어와서는 몹시 피곤하다고 말했다. "남편이 그런 말을 한 것은 평생 처음이었어요." 부인의 말이다. 그는 아무것도 삼키지 못했다. 토한 뒤에 침대에 드러누워야 했다. 부인은 다음 날 아침 그가 평소처럼 네다섯 시에 일어나 부엌에서 야단법석을 떨며 커피를 끓이겠거니 생각했다. 하지만 그는 눈조차 제대로 뜰 수가 없었다. 부인은 남편을 부축하다가 그의 손이 뜨겁다는 것을 알았다. "제대로 움직이지도 못했어요." 그녀는 딸네 집으로 가려던 계획을 취소했다. 대신 그날 오후에 딸이 퀸스로 찾아왔다. 딸이 와서 보니, 늘 단정하게 옷을 입고 있던 아버지가 웬일인지 셔츠를 반쯤 풀어헤친 모습을 하고 있었다. 그는 음절 하나 발음하기도 힘겨워했고, 늦은 오후가 되자 의자에서 일어나지도 못할 지경이 되었다.

응급차가 와서 그를 소생시켜줄 의사들이 있는 플러싱 병원으로 실고 갔다. 그는 중환자실로 실려가 엔리코 가브리엘리가 누워 있는 곳에서 서너 번째 떨어진 침대에 눕혀졌다. 그의 간과 신장은 이미 제 기능을 잃기 시작했고, 심장마비가 왔다.[8] 그 직후에 그는 숨을 거두었다. 그 퇴역 군인은 롱아일랜드에 묻혔다. 그 수수께끼의 질병에 걸린 두 번째 희생자이자 최초의 사망자였다.[9]

8월 23일, 신경 이상 증세를 보이는 환자 세 명이 더 플러싱 병원에 들어왔다.[10] 담당 의사이자 전염병 전문가인 데보라 애스니스는 뉴욕 시 보건정신위생과에 전화를 걸어 특이한 질병 환자들이 나타났다고 보고했다. 인근 병원들에서도 비슷한 증상으로 입원한 환자들이 다섯 명 더 있는 것으로 드러나자, 보건 당국은 질병통제예방센터(CDC)에 상황을 보고했다. 다음날 CDC의 전염병 정보국은 살아남은 환자들을 면담하고, 의료 기록을 샅샅이 살펴보고, 감염자의 집을 방문해서 병의 정체가 무엇이며 어떻게 퍼져나갔는지를 파악하기 위해 퀸스로 직원을 파견했다.[11]

9월 초에 CDC는 해답을 찾아냈다. 뉴욕 시장은 퀸스에서 기자 회견을 열어 사람들을 죽게 한 그 병이 모기가 지닌 바이러스가 일으키는 세인트루이스뇌염이라고 발표했다. 세인트루이스뇌염은 1933년 그 병이 처음 발생한 곳의 지명을 따 붙인 것으로, 뉴욕 시에서는 한 번도 발생한 적이 없었다. 공중 보건에 비상이 걸린 상태였으므로, 루돌프 줄리아니 시장은 "모기를 박멸하기 위해 모든 조

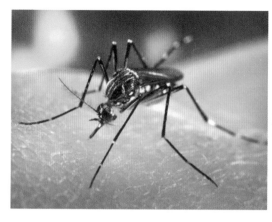
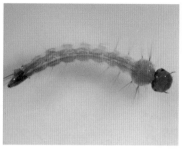

댕기열을 옮기는 열대숲모기와 그 유충.

치를 취하겠다"고 약속했다.[12]

뉴욕 시 비상관리국은 가브리엘리 집 근처인 138가와 11가가 교차되는 곳에 현장 지휘소를 설치했다. 시는 살수차 11대, 헬리콥터 5대, 비행기 1대를 동원해서 시 전역에 살충제를 뿌렸다. 경찰관들은 스피커를 들고 동네를 돌아다니면서 주민들에게 창문을 모두 닫고 집 안에 있으라고 알렸다.[13] '모기 없는 뉴욕 시'라는 캠페인이 시작되었다.

뉴욕 시에서 모기가 매개하는 질병이 발생한 것은 1800년대 초에 발생한 황열병 이후로 처음이었다. 대부분의 뉴욕 시민들은 일상에서 흔히 보는 모기가 사람에게 치명적인 바이러스를 주입한다는 개념을 이해하지 못했다. 화이트스톤 이웃 동네의 한 주민은 아이들의 정신 건강을 걱정했다. 날아다니는 곤충을 보면 얼어붙는 공포증이 아이들에게 생겼다는 것이다.[14] "파리를 보면, 자기가 곧

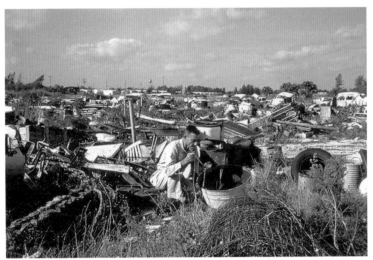
1965년 미국 플로리다 주에서 열대숲모기 박멸 프로그램을 벌이는 모습. 전문가가 물통에서 애벌레를 찾고 있다.

죽게 될 거라고 생각한답니다.”

2

• • •

첫 사망자가 나오기 몇 달 전, 퀸스에서 수백 마리의 까마귀가 죽어나가기 시작했다.[15] 플러싱 병원 근처에서도 까마귀들이 죽어나갔다. 한 여성은 길 잃은 까마귀가 자기 정원에서 절뚝거리고 있는 것을 발견했다. 베이사이드 동물 병원의 수의사 존 캐로스는 50마리가 넘는 까마귀를 치료했다.[16] 그중 절반은 결국 죽고 말았다. 퀸스에 있는 국유지인 토텐 기지의 경비원은 '전염병'이 돈 것처럼, 163에이커 넓이의 기지 곳곳에서 까마귀들이 죽어 쓰러져 있는 것을 목격했다.[17] 퀸스에서 만 건너편에 있는 브롱크스에서도 까마귀와 다른 새들이 죽어가고 있었다. 198가와 브리그스 가의 교차로 근처를 지나던 한 주민은 비둘기 네 마리가 죽어 있는 것을 발견했다.[18] 브롱크스 동물원 근처에서는 까마귀 40마리가 죽은 채 발견되었고, 동물원에서도 가마우지 한 마리, 칠레홍학 세 마리, 대머리독수리 한 마리가 죽었다.[19]

많은 사람들은 새들이 떼죽음을 당한 것이 가뭄 때문이라고 여겼다. 뉴욕 주 보건과의 병리학자 워드 스톤은 지난 30년 동안 이렇게 까마귀가 많이 죽은 적이 없었다고 말했다.[20] 가뭄 이론에 따르면, 고온 때문에 지렁이, 곤충 같은 먹이들이 땅 깊숙이 숨었고, 까마귀들이 먹이를 잡으려고 땅을 헤집다가 반세기 전에 널리 쓰였던 살충제인 DDT처럼 분해되지 않고 토양에 남아 있던 독성 물질을 접하게 되었다는 것이다.

브롱크스 동물원의 수의사이자 수석 병리학자인 트레이시 맥너머러는 가뭄 이론에 회의적이었다. 그녀는 까마귀가 강인하고 적응력이 뛰어나며 영리한 새라고 생각했다. 그런 까마귀들이 어떻게 다른 새들보다 가뭄에 더 피해를 입었다는 말인가? 게다가 가뭄이 동물원에 있는 새들에게 직접 영향을 미쳤을 리는 없었다. 필요한 먹이와 물을 충분히 주고 있으니 말이다. 그녀는 CDC가 내린 세인트루이스뇌염이라는 진단도 새의 죽음을 설명하지 못한다는 것을 알아차렸다. 새들은 대개 세인트루이스뇌염에 걸리지 않기 때문이다.

맥너머러는 북아메리카에 새와 인간을 함께 죽이는 바이러스가 극히 드물긴 해도, 아마도 어떤 새로운 바이러스가 원인일 것이라고 직감했다. 이론적으로는 동부말뇌염eastern equine encephalitis, 즉 트리플 E가 후보일 수도 있었다. 마찬가지로 뇌를 공격하는 이 병은 새와 사람뿐 아니라 말과 다른 종의 생물도 죽일 수 있다. 특히 오스트레일리아에 사는 타조 비슷한 새인 에뮤는 트리플 E 바이러스에 걸리면 치명적이라고 알려져 있다. 그런데 브롱크스 동물원에는 에뮤가 많았지만, 그 수수께끼의 병이 돌 때 다른 새들은 죽었어도 에뮤들은 멀쩡했다. 이 사실만으로도 트리플 E를 용의선상에서 배제하기에 충분했다.[21]

맥너머러는 브롱크스 동물원에서 그 병에 걸려 죽은 새들이 모두 서반구 토착종들이라는 점도 새로운 바이러스 쪽에 무게를 실어 준다고 믿었다.[22] 그렇다면 다른 세계에서 바이러스가 들어와서, 이 외래 침입자에게 맞설 준비가 안 된 면역계를 지닌 새들만 죽인 것일까?

9월 9일, 동물원에서 홍학 두 마리가 더 죽었다. 맥너머러의 동료는 죽은 홍학의 피를 뽑다가 실수로 오염된 주사 바늘에 찔리고 말았다. 맥너머러는 새와 인간의 죽음이 연관되어 있다면, 동료의 목숨도 위험해질 수 있다고 보았다. 그날 그녀는 CDC에 전화를 걸어 자기 동료의 상황을 알리면서, 인간과 새의 죽음이 연관되어 있을 것이라고 주장했다. 즉 그녀는 세인트루이스뇌염이 원인이 아니라고 말함으로써, CDC의 진단 결과를 반박한 셈이었다.[23] 수의사(수의사 아닌 다른 누구라도 그렇지만)가 CDC의 진단 결과를 반박하는 것은 극히 드문 일이다.

3

● ● ●

　해마다 가을이 되면 황새 떼가 번식지인 유럽을 떠나 월동지인 아프리카로 가기 위해 이스라엘 상공을 날아간다. 지중해를 건너 아프리카로 날아가는 더 직선 항로도 있지만, 이 무거운 새들은 계속 높이 떠서 여행을 할 때 상승 온난 기류, 즉 따뜻한 땅에서 올라오는 기류에 의존하기 때문에, 이동 경로가 더 길어지는 것을 감수하고서라도 넓은 수면이 있는 곳은 피한다.

　문제의 바이러스가 미국을 강타하기 한 해 전인 1998년 여름, 이스라엘에는 35년 만에 가장 더운 날이 이어졌다. 황새들의 이동 경로에 해당하는 지역의 기온은 보통 37.4도였고, 46.2도까지 치솟을 때도 있었다. 그리고 시속 46킬로미터의 바람이 휘몰아쳤다.[24] 바람 때문에 도저히 더 갈 수가 없었는지, 아니면 뜨거운 열기를 견딜 수 없었는지, 유럽에서 태어난 수만 마리의 황새들은 이스라엘에 내려앉았다.

1,200마리 정도 되는 한 무리는 이스라엘의 남쪽 끝 홍해 근처의 에일라트에 내렸다.[25] 곧 그 지역의 농민들이 밭에서 죽어 있는 황새들을 발견하기 시작했다. 오래 지나지 않아 그 지역 마을들에서 기르는 거위 수백 마리가 이름 모를 병에 걸려 수수께끼처럼 죽어 나갔다. 죽은 거위들 중에는 신경 이상 증세를 보인 것들이 많았다. 똑바로 서지도 못하고 몸 균형을 잡지도 못했다.

이스라엘 정부는 수많은 야생 황새와 거위를 조사했다. 죽은 거위의 뇌에서 웨스트나일바이러스가 발견되었다.[26] 아프리카에 널리 퍼져 있었고 더 최근에는 유럽에도 널리 퍼진 그 바이러스는 1950년대와 1970년대 말에 이스라엘에 퍼진 적이 있었다. 그것이 1998년에 다시 찾아온 것이었다. 유럽에서 온 젊은 황새들이 그 바이러스를 이스라엘로 다시 들여왔고, 그것이 거위들을 감염시킨 것일 수 있었다. 아마 정상적인 조건이었다면, 황새들은 감염되었어도 여전히 건강했을지 모른다. 일부 새들은 그 바이러스에 감염되어도 전혀 앓지 않는다. 하지만 힘겹게 이동을 하면서 스트레스를 받자, 황새들이 병에 걸려 쓰러진 것이다. 죽기 전에 황새들은 착륙한 지역의 모기들에게 바이러스를 전파한 것이 분명했다. 모기들이 거위 농장을 감염시키는 것은 누워서 떡 먹기였을 것이다. 이것이 퀸스에서 그 병으로 사람과 새가 쓰러지기 1년 전에, 11,000킬로미터 떨어진 이스라엘에서 펼쳐진 드라마의 줄거리다.

4

●●●

　　1999년 9월 9일 맥너머러가 콜로라도 주 포트콜린스에 있는 CDC 매개체 전염병부에 전화를 걸어 자기 동료가 당한 사고 문제로 걱정스럽다고 말하자, 전염병·생태과 책임자에게로 전화가 돌려졌다. 맥너머러는 동료와 죽은 새들에게서 뽑은 혈액 시료들을 조사해서 같은 바이러스가 검출되는지 알아봐 달라고 요청했다. 그 책임자는 사람의 건강을 담당하는 기관에서 새의 혈액을 조사하는 것은 옳지 않다고 말했다. 새의 바이러스와 사람의 바이러스는 다르기에, CDC는 그녀 동료의 혈액 시료를 검사하는 것조차 낭비라고 생각했다.

　　맥너머러는 어쩔 줄 몰라 하다가 결국 두 시료를 아이오와 주 에임스에 있는 국립수의학연구소로 보냈다. 며칠 뒤 연구소의 직원이 전화를 걸어 두 시료에서 모두 특이한 바이러스가 발견되었다고 말했다. 수의학연구소는 그 바이러스가 위험한 플라비바이러스 Flavivirus속의 한 종류라는 것만 밝혀냈을 뿐 정확한 정체는 파악하지 못했다. 하지만 미국에서 플라비바이러스가 새를 죽인 사례는 한 건도 없었다. 그렇다면 그 바이러스는 새로 들어온 것일까, 아니면 예전 것이 돌연변이를 일으킨 것일까?

　　그 위험한 바이러스의 정체를 명확히 밝혀내려면 인체 감염을 차단하는 시설이 갖춰진 연구실이 필요했다. 미국에서 그런 시설을 갖춘 곳은 극소수에 불과하다. 메릴랜드 주 데트릭 기지에 있는 미군전염병의학연구소도 그중 하나다. 이곳은 세균전을 연구하는 시설인데, 마침 맥너머러의 친구 한 명이 여기서 일하고 있었다. 그는 시료를 조사해주겠다고 했다. 뉴욕 주 보건과 산하 연구실의 한 연구자도 국립수의학연구소에서 시료를 넘겨받아 후속 실험을 해주겠다고 했다. [27]

그 사이에 맥너머러는 CDC의 아르보바이러스 질병 분과 책임자인 존 로리그에게 전화를 걸어, 국립수의학연구소가 플라비바이러스와 매우 흡사해 보이는 것을 분리해냈다고 말했다. 그녀는 다시 한번 새와 인간의 죽음이 연결되어 있다며 강하게 우려를 표했다. 그것은 그 바이러스가 미국에 예전에 없던 새로운 것임을 뜻했다. 플라비바이러스가 미국에서 새를 죽이고 있다는 것이 확인된다면, 역사적인 발견이자 불길한 발견이 될 터였다. CDC는 여전히 똑같은 반응을 보였다. 즉 인간과 새의 죽음은 상관이 없으므로, 논리적으로 볼 때 자신들이 조류 시료를 조사할 이유가 전혀 없다고 주장했다. 맥너머러는 미군전염병의학연구소에 있는 친구가 뭔가를 발견할 때까지 기다릴 수밖에 없었다.

9월 23일 맥너머러의 브롱크스 동물원 연구실로 전화가 왔다. CDC의 몇몇 고참 과학자들이 공동으로 건 전화였다. 로리그는 냉동 시료를 즉시 CDC로 보내달라고 요청했다. 그는 국립수의학연구소가 앞서 자신들에게 보낸 시료에 애매한 점이 있다고 말했다. 전화를 건 사람들은 그 이상의 이야기는 하지 않았다. 맥너머러에

게는 그 점이 의미심장하게 느껴졌다.[28]

그녀는 걱정이 되어 물었다. "여기서 그 바이러스를 다루어도 아무 문제가 없나요?"

그러자 마스크와 장갑을 끼고 특수한 환기 시설이 된 곳에서 작업을 하고 있다면 아마도 괜찮을 것이라는 대답이 왔다.

전화 회의가 끝나자, 맥너머러는 재빨리 몇몇 친구들에게 전화를 걸었다. 그녀는 데트릭 기지의 연구소가 그 전염병을 일으킬 가능성이 있던 세 후보자, 즉 동부말뇌염, 서부말뇌염, 베네수엘라말뇌염을 용의선상에서 완전히 제외했다는 소식을 들었다. 후속 실험들은 CDC가 처음에 진단했던 세인트루이스뇌염도 원인자가 아니라고 말하고 있었다. 미군전염병의학연구소는 발견 결과를 즉시 CDC에 보고했고, 그 수수께끼 바이러스의 정체를 탐색하는 작업을 계속했다. 한편 마침내 걱정이 들기 시작한 CDC의 직원들은 맥너머러가 보낸 시료들을 조사하기로 했다.

1999년 9월 30일, CDC는 기자 회견을 열어 "뉴욕 시의 새들에게서 발견된 웨스트나일바이러스와 그 지역 사람들에게 발생하는 뇌염이 관련이 있다"고 발표했다.[29] 마침내 맥너머러의 가설이 옳았음이 확인된 것이다. 유전학자들은 뉴욕의 균주가 어디에서 유래했는지 알아내기 위해 즉시 뉴욕 균주와 아프리카, 유럽 등 다른 지역의 균주를 비교하는 작업에 들어갔다. 그들은 곧 그것이 이스라엘에서 죽은 거위들의 뇌에서 분리해낸 균주와 일치한다는 것을 알아냈다.[30] 그것은 중동 전역에서 흔히 볼 수 있는 균주였다.[31]

웨스트나일바이러스는 1930년대에 처음 발견되었다. 우간다의 나일 강 서쪽 지역에 살던 한 여성에게서 분리해낸 것이었다. 그 뒤 아프리카에서 나온 철새들이 이동 경로에 있는 중동과 유럽의 여러 지역으로 그 바이러스를 퍼뜨렸다. 하지만 이 나라들에서 미국 동부 해안으로 이동하는 새는 전혀 없었다. 그렇다면 그 바이러스는 어떻게 중동에서 1만 킬로미터 넘게 떨어진 퀸스까지 온 것일까?

5

● ● ●

1999년 여름 현관 계단과 앞뜰에 앉아 있던 수천 명의 퀸스 주민들은 인간과 새가 만나는 유례없이 드넓은 교차로 옆에 자신들이 살고 있다는 사실을 깨닫지 못했을 것이다. 그럴 만한 이유가 없었으니까. 매달 11,000편이 넘는 국제 항공기가 케네디 공항으로 들어와 퀸스에 200만 명이 넘는 사람들을 풀어놓는다.[32] 연간 그곳으로 들어오는 해외 승객은 2,000만 명이 넘는다. 이 수치에 매년 합법적으로 케네디 공항을 통해 들어오는 약 4,000마리의 말과 조류, 거북, 어류 등 수천 마리의 다른 동물들은 포함되어 있지 않다. 그리고 수백, 아니 아마 수천 마리의 동물들이 수입 질병을 막기 위해 설치된 검역소를 피해 몰래 들어온다. 또 항공기 선실과 화물칸과 승객들의 몸에 붙어 무임승차하는 다리가 여섯 개이거나, 날개가 달리거나, 기어다니는 무수한 작은 생물들을 세어보려 시도한 사람은 아무도 없다. 퀸스는 문화적 용광로이자, 거대한 배양 접시이기도 하다. 나름대로 퀸스는 사스의 진원지인 중국 남부 광둥성 같은 세계의 거대한 종간 교차로들과 경쟁하고 있는 셈이다.

또 케네디 국제공항은 철새들이 남북 아메리카 대륙을 오가는 주요 이동 경로인 대서양 이동로상에 놓여 있다. 게다가 22L 활주로는 1만 에이커에 달하는 자메이카 만 야생생물 보호지 안으로 튀어나와 있다. 이 보호구역은 매년 멕시코, 남아메리카, 카리브 해 지역에서 수백만 마리의 새들이 찾아왔다가 더 북쪽으로 날아가는 중간 기착지 역할을 하는 곳이다. 많은 사람들이 강과 습지와 해안선으로 이루어진 드넓은 망이 뉴욕 시를 둘러싸고 있다는 것을 잊고 있지만, 새들은 그렇지 않다.

봄과 초여름이면 휘파람새, 신세계솔새, 늪참새, 금방울새, 동부유리새 등이 나무와 숲에서 날아오르고, 미국쇠백로, 해오라기, 도요새, 붉은띠호반새, 큰왜가리가 습지를 가득 메운다.[33] 이따금 민물가마우지, 쇠오리, 바다비오리도 눈에 띈다. 1998년 겨울에는 아이슬란드의 무리에서 떨어져 나온 듯한 홍머리오리 한 마리가 드물게 목격되기도 했다.[34] 그리고 새장에서 도망친 앵무를 비롯한 열대 새들도 가끔 관찰되곤 한다.

이 지역을 지나다니는 종이 새와 인간만은 아니다. 제왕나비도 가을에 뉴욕 시를 지나간다. 그들은 도시의 빈 터와 길가에 자라는

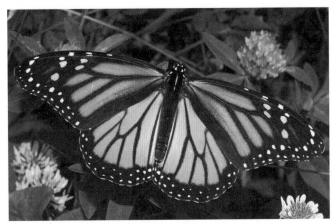
제왕나비는 대규모로 떼를 지어 먼 거리를 이동한다. ©Kenneth Dwain Harrelson

유즙 식물들을 먹으며 날아간다. 제왕나비의 목적지는 뉴저지 주 케이프메이다. 그곳에서 그들은 수천 마리씩 떼를 지어 모였다가, 산들바람을 타거나 날개를 펄럭이면서 멕시코로 기나긴 여행을 떠난다.[35]

6

• • •

1999년 8월 말, 열대 태풍 플로이드가 뉴욕 시에 거의 13 센티미터나 되는 비를 퍼붓고 나자, 그 해의 기록적인 가뭄도 기억

속에서만 남게 되었다. 9월 중순에 그 해의 마지막 웨스트나일열 환자가 발생했다. 그때까지 뉴욕 시에서 그 바이러스에 걸려 입원한 사람은 총 59명이었고, 그중 7명이 숨을 거두었다.[36] 엔리코 가브리엘리는 몇 주 동안 회복기를 거친 뒤 지팡이를 짚고 걸어서 집으로 돌아갔다.

하지만 웨스트나일바이러스를 둘러싼 수수께끼에는 여전히 풀리지 않은 부분이 많았다. 그것은 맨 처음 뉴욕에 어떻게 들어왔을까? 중동에서 그 바이러스에 감염된 모기에 물렸던 사람이 퀸스 지역으로 와서 뉴욕에 사는 다른 모기에 물렸을 수도 있다. 그런 다음 그 모기가 국제선 공항 터미널을 빠져나가 주차장을 가로질러 자메이카 만에 있는 보호지 안으로 들어가서 다른 새들과 모기들에게 바이러스를 퍼뜨리고, 그 새들과 모기들이 화이트스톤과 플러싱 주변 동네를 돌아다닌 것일 수도 있다. 감염된 모기가 항공기 객실이나 화물칸에 실려 왔을 수도 있다. 혹은 매년 뉴욕으로 밀수되는 수많은 잉꼬, 앵무, 모란앵무 중 한 마리가 감염된 것일 수도 있다.[37] 유럽이나 아프리카에서 그 바이러스에 감염된 새가 정상적인 이동과정에서 퀸스 지역으로 이동하는 새를 만나 감염시키는 기이한 상황이 벌어졌을 수도 있다.[38] 조건이 딱 들어맞았다면, 감염된 새 한 마리가 그 바이러스를 모기 한 마리에게 전파했을 수 있다. 그리고 그 모기가 금세 다른 새들을 감염시켜서 새와 인간에게 문제의 바이러스가 급속히 번지게 되었는지 모른다.

가을이 오자, 많은 새들이 뉴욕 지역을 떠나 월동지로 향했다.

세계 반대편에서는 새로 비상하는 황새들이 아브라함이 태어나기 전부터 그래왔듯이, 중동과 이스라엘의 뜨거운 모래사막 위로 솟아오르는 상승 온난 기류를 타고 아프리카로 향했다. 마지막까지 남아있던 제왕나비들도 뒤늦게 찾아온 태풍의 바람을 타고 뉴욕 시 지역을 떠나 약 5,000킬로미터 떨어진 멕시코의 숲으로 향했다.

이동하는 제왕나비들, 아프리카로 향하는 황새들, 페루 앞바다에서 솟아오르는 차가운 바닷물, 아라비아를 가로지르는 바람, 퀸스 지역의 잔디밭에 놓인 빈 의자 하나, 롱아일랜드에 새로 생긴 무덤 하나……. 해오라기 한 마리가 화이트스톤의 수면을 박차며 날아올라, 항로를 정하려는 듯 한 바퀴 돌더니, 어둠 속으로 사라져갔다.

7

● ● ●

1999년 가을에 뉴욕 시 지역을 떠난 새들 중 많은 수가 대서양 이동로를 따라 남쪽으로 갔고, 일부는 사우스캐롤라이나, 조지아, 플로리다 주의 습지로 흩어졌다.[39] 그 바이러스가 까마귀와 어치에게 유독 치명적인 영향을 미치긴 하지만, 백 종이 넘는 다른 동물들도 그 바이러스를 지니고 있었다. 그 중에는 감염되고도 살아남아 바이러스를 더 멀리 더 넓게 전파할 수 있는 종들도 많을지

모른다.[40]

2001년 7월, 뉴욕–뉴저지 대도시권이 아닌 다른 곳에서 웨스트나일열에 걸린 환자가 처음 나타났다. 플로리다 주 매디슨 카운티에 사는 시모어 캐루더스라는 73세의 노인이었다. 얼마 지나지 않아 같은 지역에 사는 64세의 여성이 같은 병에 걸렸다.[41] 플로리다 주 전염병국 국장인 스티브 위어스머는 이렇게 말했다. "그 바이러스는 계속 퍼지는 중입니다. 전파 속도를 늦출 수는 있겠지만, 멈추게 할 수는 없어요. 무엇으로도 멈출 수 없습니다. 생태가 바로 그런 것이니까요. 여기 새가 있고, 사람이 있습니다. 물론 모기도 있고요. 앞으로도 계속 여기에 있을 겁니다."[42]

곧이어 그 바이러스는 더 남쪽으로 향해 플로리다키스 제도에 있는 마라톤 섬까지 뻗어나갔다. 그곳에서 휴가를 보내고 있던 73세의 한 여성이 의식이 혼미해지는 증상을 보였다. 거기다 림프샘이 붓고, 두통에다 고열이 나서 진단을 받은 결과 웨스트나일열로 판정되었다. 그녀는 입원한 지 며칠 뒤 회복되어 퇴원했다.[43] 2001년 말이 되자, 그 바이러스는 매사추세츠 주에서 플로리다 주에 이르기까지 130만 평방킬로미터에 달하는 동부 지역의 열 개 주에서 사람들을 감염시켰고, 미국의 반인 동부 지역 전역의 새들에게서 검출되었다.[44]

그 바이러스가 거기서 멈출 것이라고 기대한 사람은 아무도 없었다. 바이러스가 뉴욕 시 지역에 도착했을 때부터 계속 추적해온 옥스퍼드 대학의 생태학 교수 데이비드 로저스는 특히 그랬다. 그는 미국항공우주국(NASA) 동료들과 함께 그 바이러스가 다음에 어느 지역을 강타할지 예측하는 위험 지도를 개발했다. 이 지도를 활용하면 그 병이 나아가는 길에 있는 사람들에게 미리 주의를 줄 수 있다.[45] 로저스는 플로리다에서 그 병이 발생한 뒤, 옥스퍼드에 있는 컴퓨터에 식생을 찍은 위성사진과 기온 등 모기의 서식지를 알려줄 만한 정보들을 입력하기 시작했다. 그런 다음 감염된 새들이 발견된 지역의 좌표들을 이 자료에다 겹쳐놓았다. 2002년 초 NASA 연구진은 루이지애나 주가 잠재적인 위험 지역이라고 판단했다.[46] 예측한 대로, 늦여름에 전염병이 그 지역을 휩쓸었다. 모두 58명이 병에 걸렸다.[47] 또 바이러스는 미시시피 주와 이웃의 서너 주에도 나타났다.

그 바이러스가 루이지애나 주에 큰 타격을 입히자, 일부 학자들은 뉴욕에 나타난 균주보다 병원성이 더 강한 돌연변이 균주가 나타난 것이 아닐까 추측했다. 우선 루이지애나 주에서 발생한 전염병은 과거 3년 동안의 사례에 비해 젊은 환자들의 비율이 훨씬 더 높은 듯했다. 미국에서 처음 2년 동안 그 바이러스에 감염된 환자들의 평균 연령은 약 66세였다. 2001년에는 70세로 높아졌다. 그런데 2002년 초 멕시코 만 지역을 휩쓸 때에는 환자들의 평균 연령이 50대 후반으로 낮아졌다. 58명의 환자 중 12명은 45세에서 59세 사이였고, 19명은 그보다 더 젊었다. 이렇게 연령대가 낮아진 것은 우연의 일치일까, 아니면 그 바이러스가 돌연변이를 거친 결과 상대적으로 면역계가 더 건강한 젊은 사람들까지 압도할 만한 힘을 지

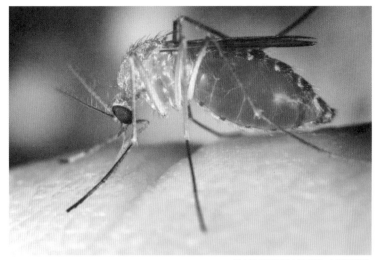

웨스트나일바이러스를 옮기는 모기 매개체.

니게 된 것일까?

데이비드 로저스는 이렇게 말했다. "웨스트나일바이러스의 특
징은 미국에서 모기 매개체가 적어도 30종은 되고, 조류 숙주가 적
어도 80종은 된다는 점입니다. 그 밖에 다른 동물들이 더 있다는 것
은 말할 것도 없고요. 바이러스 질병도 그렇지만 다른 질병들은 대
개 숙주와 매개체가 그보다 적어요. 웨스트나일바이러스의 가까운
친척인 황열병바이러스만 해도 숙주와 매개체가 훨씬 더 적습니다.
숙주와 매개체 수가 더 많을수록, 새로운 대륙에서 병이 확산될 가
능성은 더 높아지죠. 미국에서 웨스트나일바이러스는 전혀 발견되
지 않았다가 3년 만에 34개 주로 퍼졌습니다. 어느 모로 봐도 기록
적인 수치죠."

로저스는 2002년 한 해에만 44개 주와 컬럼비아 특별구에서 감염자 4,161명에 사망자가 284명에 달했다고 지적했다. 중서부 지역이 특히 심했는데 일리노이, 미시건, 오하이오 세 주에서 2,000여 명의 환자가 발생했다. "이것은 웨스트나일열이 뉴욕에 처음 모습을 드러낸 지 고작 3년 만에 미국 전역에서 가장 중요한 매개체 감염 질환의 하나가 되었다는 의미입니다. 유일하게 가장 중요한 것은 아닐지라도요."

로저스는 말을 계속했다. "너무나 많은 종류의 곤충과 새를 통해 운반되기 때문에, 다음에 어디에 출현할지 예측하기가 정말 어려워요. 우리 지도는 사람들에게 어느 쪽으로는 휴가나 소풍을 가지 말라고 알려줄 수는 있습니다. 모기가 거기에 있다는 점을 생각할 때, 웨스트나일바이러스가 머지않아 캘리포니아 주에도 나타날 것이고, 샌와킨 계곡에 자리를 잡을 것이라고 예측됩니다." 로저스가 그렇게 말한 지 두 달이 채 못 되어, 캘리포니아 주에서 첫 웨스트나일바이러스 감염자가 나타났다. 비록 동부 해안 쪽에서 비행기를 타고 온 모기를 통해 감염된 것으로 보이긴 했지만 말이다.[48] 로저스는 이렇게 경고했다. "캘리포니아에 그 병을 전파할 수 있는 모기가 아직 없다면, 매개체 중 하나인 흰줄숲모기가 곧 그곳에 자리를 잡을 가능성이 높습니다."[49]

그 사이에 미국 바깥에서도 웨스트나일바이러스는 새로운 지역으로 이동하고 있는 듯하다. 이스라엘 킴론 수의학연구소의 메르틴 말킨손은 이렇게 말했다. "유럽 남부에는 반드시 인간을 감염시키는 것은 아니지만, 말과 야생 조류들에게 나타나는 웨스트나일바이러스와 흡사한 바이러스들의 온상이 있는 것 같아요."[50] 또 그녀는 그 바이러스들이 전반적으로 유럽 북쪽을 향해 이동하고 있는 징후들이 보인다고 말했다.

철새와 세계 여행의 도움을 받아, 그리고 아마도 지구 온난화까지 가세해서, 이 이른바 아프리카바이러스는 세계적인 바이러스가 되어가고 있다. 매연 줄기가 바람에 휩쓸려 가듯이, 웨스트나일바이러스는 그렇게 퍼져가고 있다.

우리 인간은 자신의 여행이 생물 세계라는 더 큰 지도에 영구히 기록되고 있다는 것을 잊곤 한다. 우리와 다른 동물들이 어디로 여행을 하든지 간에, 미생물들도 우리 몸에 붙어서 혹은 우리 몸속에서 우리와 함께 다닌다. 때로 우리는 미생물들을 뒤에 남기고 떠나기도 하고, 때로는 새로운 미생물들을 지니고 돌아오기도 한다. 그렇다고 해서 여행을 삼가고 집에만 있으라는 얘기는 아니다. 하지만 우리가 이 세계화 시대에 새로운 질병들이 얼마나 빨리 출현하고 퍼질 수 있는지를 더 깊이 인식하고 걱정해야 하는 것은 분명하다.

로저스는 이렇게 말을 맺었다. "우리는 바이러스들이 돌아다닌다고 생각합니다. 그들은 늘 그래왔고, 이동하는 동물들이 관여하면 더 그럴 것입니다. 하지만 웨스트나일바이러스는 유례없는 전파 속도를 보이고 있어요. 그것이 어디에서 멈출지 아무도 말할 수 없습니다."

끝을 맺으며 사스와 그 이후 ■

● ● ●

많은 전염병학자들은 1918~19년의 스페인 독감이나 현재의 에이즈 같은 또 다른 대규모 전염병이 지구 전체를 휩쓰는 것은 시간문제일 뿐이라고 말한다. 미국 국립과학아카데미 산하 의학연구소는 최근 이렇게 경고했다.

미생물이 건강에 미치는 위협을 생각할 때 미래는 지극히 암울하다. 오래된 것이든 새로운 것이든 병원체들은 독창적인 방식으로 우리의 방어 도구에 적응하고 그것을 극복한다. 또 우리는 사회와 환경, 지구 전체의 상호 연계성 같은 요소들이 긴급 상황이 발생하고 전염병이 전파될 가능성을 사실상 증가시킨다는 것을 이해해야 한다.[1]

따라서 2002년 말, 이전에 알려지지 않았던 바이러스가 중증급성호흡기증후군, 즉 사스SARS라는 형태로 인간에게 들이닥쳤을 때 그렇게 깜짝 놀라지 말았어야 했다. 세계보건기구의 전염병 사무국장인 데이비드 헤이먼은 사스가 "21세기에 맨 처음 등장한 아주 심각하고 전염성이 강한 새로운 질병"이라고 선언했다.[2] 그것은 에이즈, 에볼라 출혈열, 라임병 등 약하거나 치명적인 수많은 질병들이 나열된, 점점 늘어나고 있는 새로운 전염병 목록에 이미 들어가 있다.

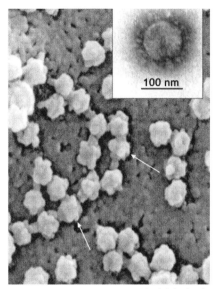

사스바이러스의 모습.

미국 질병통제예방센터에 따르면, 이 새로운 전염병은 2002년 11월 중국 남부 광둥성에서 시작되었다. 수십 명이 두통, 근육통, 마른기침 증세를 보이더니 곧 악화되어 목숨을 위협하는 폐렴으로 발전했다. 몇 달 지나지 않아 이 병은 광둥성 전역으로 확산되었으나, 사회 불안과 관광객 감소를 우려한 정부는 발병 사실을 비밀에 부쳤다. 의료 통계도 전혀 발표되지 않았고, 언론에는 이 치명적인 전염병을 기사화하지 말라는 금지 조치가 내려졌다.

2003년 2월 21일, 광둥성에 있는 종산 병원의 신장 전문의인 64세의 리우 지앙룬은 홍콩으로 여행을 갔다.[3] 그는 메트로폴 호텔

911호에 묵었다. 머무는 동안 몸에 열이 났고 5일이 지나도 상태는 나아지지 않았다. 그러다가 호흡 곤란 증세가 와서 그는 홍콩의 쾅와 병원으로 갔다. 자신이 전염성이 강한 병에 걸렸다고 의심한 그는 격리 치료를 받게 해달라고 요청했다. 며칠 뒤 그는 숨을 거두었다. 중국의 비밀은 이제 더 이상 비밀이 아니었다.

같은 시기에 메트로폴 호텔에 묵었던 다른 사람들도 앓기 시작했다. 토론토 지역에서 온 78세의 여성 콴 쉬추도 그중 하나였다.[4] 그녀는 남편과 함께 캐나다로 돌아갔는데, 43세인 아들에게도 병을 옮기고 말았다. 콴 쉬추는 곧 죽었고, 그녀의 아들도 8일 뒤에 사망했다. 토론토 지역에서 사스에 감염된 환자는 곧 수백 명으로 늘어났다. 대부분 병원에서 근무하던 사람들과 환자들이었다. 그중 수십 명이 목숨을 잃었다. 메트로폴 호텔에 묵었던 다른 손님들도 자신도 모르는 사이에 그 바이러스를 싱가포르와 아시아 각국으로 퍼뜨렸다.

2월이 끝나갈 무렵, 베트남 하노이프렌치 병원의 몇몇 직원들과 환자들이 갑자기 심하게 앓기 시작했고, 곧이어 의사 한 명이 폐렴으로 죽었다. 하노이의 수수께끼 같은 전염병이 앞서 광둥성에서 발생한 폐렴과 관련이 있을지 모른다고 의심한 세계보건기구는 서태평양 지역 전염병 담당자인 의사 카를로 우르바니를 보내 조사하도록 했다. 우르바니는 죽은 의사에게 치료를 받았던 상하이에 사는 미국인 의류상 조니 첸을 조사했다.[5] 첸도 리우 지앙룬과 같은 시기에 메트로폴 호텔에 묵은 것으로 밝혀졌다. 그는 아프기 전인 2

월 24일에 하노이로 날아갔다. 그 병의 병원성, 전염성, 희생자들의 폐에 미친 특수한 영향을 꼼꼼히 조사한 끝에 우르바니는 무언가 끔찍한 병이 새로 출현했음을 알아차렸다. 첸은 곧 사망했고, 며칠 뒤 우르바니 자신도 폐렴으로 죽었다.[6]

2003년 3월이 되자 중국 당국은 광둥성에서 발생한 전염병의 현황을 밝히기 시작했다. 하지만 그 병은 이미 홍콩을 휩쓸고 있었다. 수백 명을 감염시켰고 수십 명을 죽음으로 몰고 갔다. 그리고 베이징을 비롯한 다른 도시들로도 침입하기 시작했다. 미국에도 다다랐다.[7] 그 병은 기침이나 재채기 같은 경로를 통해 다른 사람에게 쉽게 전파된다. 또 비행기를 통해 전 세계로 빠르게 퍼져나갔다. 새로운 병에 감염되었다는 사실을 모른 채 비행기로 홍콩에서 프랑크푸르트를 거쳐 뮌헨으로 갔다가, 런던에 들렀다가, 다시 뮌헨과 프랑크푸르트로 갔다가, 홍콩으로 되돌아간 여행자도 있었다.[8]

3월 12일 세계보건기구는 새로운 바이러스가 "세계 보건에 위협"이 된다고 선언했다.[9] 의심 환자들을 엄격하게 격리하고 의료진이 극단적인 예방 조치를 취하자, 겨우 여러 국가에서 병의 전파 속도가 느려지기 시작했다. 하지만 중국에서는 몇 주가 지나도록 여전히 상황이 통제되지 않았고, 매일 수십 명의 환자가 새로 생겨났다.[10] 당시 전염병학자들은 환자들 중 약 7퍼센트가 사망한 것으로 추정했다. 이 추정대로라면 중국인 열 명당 한명이 감염된다고 하면, 700만 명 이상이 죽는 셈이었다. 전 세계 인구 열 명당 한 명이 감염된다면, 사망자 수는 3,000만 명을 넘어설 것이다. 스페인 독

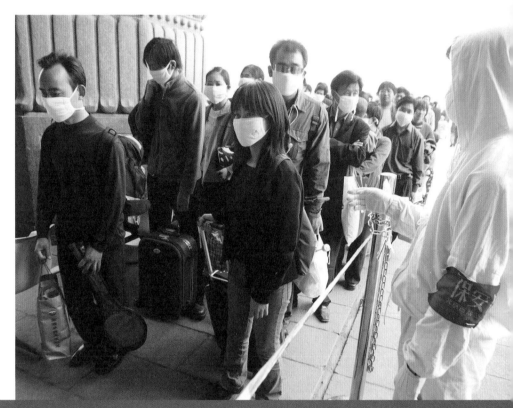

사스의 공격을 받은 2003년 베이징. 방제복을 입은 직원이 마스크를 쓴 철도 여행객들을 안내하고 있다. ©연합뉴스

감이 유행했을 때의 사망자 수에 맞먹는 수치다. 연구자들은 적어도 홍콩에서는 60세 이하 환자의 치사율이 15퍼센트로, 60세 이상 환자들에 비해 세 배가 넘는다는 것을 알았다.[11]

유전자 분석 결과, 사스바이러스는 동물에게서 온 것으로 드러났다. 코로나바이러스는 흔히 다른 동물들도 감염시키므로 그리 놀랄 일은 아니었다. 가령 소의 코로나바이러스는 소가 운송될 때 스트레스를 받아 생기는 호흡기 질환인 '수송열'을 일으킨다.[12] 이 코로나바이러스는 인간에게도 질병을 일으키곤 했다.[13] 인간에게 감기를 옮기는 바이러스도 코로나바이러스의 일종이다. 지난 30년 동안 파악된 새로운 인간 질병의 75퍼센트가 야생동물이나 가축과 밀접한 관계가 있다는 것을 생각하면, 사스바이러스가 동물에게서 왔다고 해도 그리 놀랄 일은 아니다.

5월에 홍콩 대학의 연구진은 셴젠 질병통제예방센터와 공동으로 사스바이러스와 가까운 관계에 있는 바이러스를 흰코사향고양이의 몸에서 발견했다고 발표했다.[14] 얼굴이 교활해 보이는 이 고양이는 아시아 특산종으로 나무 위에 산다. 중국인들은 이 고양이가 추위를 견디는 데 효능이 있다고 믿어 약재로 써왔다. 연구자들은 그 바이러스가 사향고양이에게서 인간에게로 넘어왔을 수 있다고 주장했다. 또 과학자들은 다른 두 포유동물 종에서도 사스바이러스와 유사한 바이러스를 발견했다.

세계보건기구는 이런 증거들이 사스바이러스가 그 동물들에게서 왔음을 입증하는 것은 아니라고 경계하면서도, "이런 종들과 접촉하거나 체액, 배설물 등 그들의 몸에서 나온 것들과 접촉하는 사람들은 그것들을 취급하거나 도살하고 요리하거나 먹으면서 가까이할 때 건강에 위험이 닥칠 수도 있다는 것을 알아야 한다"고 경고했다.[15]

그런 종간 전파가 어떻게 일어날 수 있었을까?

한 종에 사는 코로나바이러스가 새로운 종을 감염시키는 데 성공하려면, 일련의 유전적 변화를 거쳐야 한다. 유전적 변화가 일어나는 방식은 기본적으로 두 가지가 있다. 바이러스가 다른 바이러스의 유전 물질을 얻거나, 자발적으로 자신의 유전자 조성을 바꾸는 것이다.

첫 번째 방식에서는 바이러스(여기서는 세균도 가능하다)가 다른 미생물의 유전 물질을 획득해서 새로운 종류가 된다. 광둥성과 주변 지역에서 주기적으로 출현하는 새로운 인플루엔자 균주들 중에 이런 방식으로 생기는 것들이 많다. 이곳은 1957년에 크게 유행한 아시아 독감과 1968년에 대유행한 홍콩 독감의 진원지였으며, 최근의 '조류 독감'도 여기서 생겨났다. 대단히 위험한 이 조류 독감은 즉시 보고가 되어 감염 가능성이 있는 수백만 마리의 가금을 홍콩의 시장에 도착하기 전에 도살한 덕분에 초기 단계에 막을 수 있었다.

광둥 지역은 왜 그렇게 특이한 것일까? 한 가지 이유는 이곳 사람들이 수많은 다른 종들과 뒤섞여 살아가고 있다는 것이다. 따라서 한 종에 사는 바이러스들 사이에 이런 식의 유전자 교환이 이루어질 기회가 널려 있다. 이곳에서는 돼지우리와 사람이 사는 공간이 붙어 있기도 하고, 돼지우리 위층에 닭을 키우기도 한다. 따라서 닭의 배설물에 든 미생물들이 돼지의 소화기관으로 들어가 새로운 환경에서 진화할 수도 있다. 또 돼지우리에서 나온 더러운 물은 새우와 초어를 기르는 연못으로 흘러 들어간다. 마찬가지로 바이러스와 세균을 지니고 있는 오리를 비롯한 새들은 이런 연못에 자주 들러 배설물을 쏟아낸다. 인간의 배설물도 다른 동물들의 배설물과 자주 섞인다.

유전자 교환 가속 문제는 가축에게만 한정된 것이 아니다. 중국 남부 지역에는 요리용으로 수많은 종류의 야생동물들을 사고파는 거대한 시장들이 있다. 이런 곳들도 미생물들이 왕성하게 뒤섞이고, 짝을 짓고, 돌연변이를 일으키는 풍요로운 장소가 된다. 광둥성의 수도인 광조우 외곽 몇 블록에 걸쳐 뻗어 있는 차우타우 시장에는 고양이와 개뿐 아니라 양서류, 조류, 어류, 파충류 등 광둥 요리사들이 만드는 온갖 기이한 요리에 쓰이는 야생동물들이 넘쳐난다. 이 모든 종들이 상인, 도축업자, 그 날고기를 요리해 음식을 만드는 사람들과 뒤섞인다. 이렇게 사람과 수많은 종들이 긴밀하게 접촉함으로써, 이 지역은 미생물 용광로가 된다.

물론 사람과 다른 동물들이 뒤섞임으로써 미생물들의 유전자 교환이 집중되는 곳이 중국만은 아니다. 그러나 7,500만의 주민과 수많은 가축과 야생동물들의 드넓은 종간 교차로가 형성되어 있는 탓에, 광둥성은 새로운 질병을 키우는 부화장이 되고 있다. 그리고 홍콩에 가까이 있으므로, 새로운 감염성 미생물들이 비행기를 타고 쉽게 다른 세계로 퍼져나갈 수 있다.

사스의 배후인 코로나바이러스는 독감바이러스와 전혀 다른 과에 속해 있긴 하지만, 다른 많은 바이러스들과 마찬가지로 비슷한 방법으로 진화할 수 있다. 그러면 유전적 변화가 일어나는 두 번째 방법을 살펴보자. 바이러스가 유전적 변화를 거쳐야 인간에게 전파될 수 있다면, 다른 바이러스에게 유전 물질을 얻는 방법 외에 자발적으로 일어나는 유전적 변화를 통해 인간을 감염시킬 수 있도록 진화하는 방법도 있다. 그런 돌연변이들이 사스바이러스에게 인간을 감염시킬 수 있는 열쇠를 주었는지도 모른다.[16] 돌연변이들은 대부분 인간 건강에 별 해를 입히지 않는다. 하지만 그런 변화가 수십억 번의 수십억 배에 걸쳐 일어난다면, 극히 적다고 해도 바이러스에게 혜택을 주는 돌연변이가 생길 가능성이 높다. 그중에는 새로운 종을 감염시킬 수 있게 해주는 돌연변이도 있을 것이다.

하지만 인간의 행동이 유전자 교환을 촉진하듯이, 자연적인 돌연변이로 생긴 것이라 해도 그 새로운 바이러스의 운명을 최종 결정하는 것은 인간의 행동일지 모른다. 예를 들어 과밀 인구 집단이 자연적으로 돌연변이가 일어나는 바이러스들과 계속 접촉한다면, 대단히 치명적인 유전적 산물이 인간과 맞닥뜨릴 기회가 많아질 것이다. 게다가 집약 농업과 오염된 연못처럼 다양한 바이러스를 아주 높은 밀도로 증식시키는 생활 조건도 무작위 돌연변이들이 일어날 확률을 높인다. 돌연변이 횟수가 증가하고 이런 미생물들이 직접 또는 다른 동물을 통해 간접적으로 인간과 접촉할 가능성도 거의 무한하므로, 또 다른 전염병이 탄생할 가능성도 높아진다.

사스 같은 무시무시한 새로운 질병에 우리의 관심이 쏠려 있는 동안, 항생제 내성 질환 같은 기존의 위험한 병들도 해마다 미국에서 약 2만 명의 목숨을 앗아가면서 계속 증가하는 추세에 있다.[17] 우리가 오래된 질병의 병원체들을 자극해 미묘한 유전적 변화를 일으킨 것이 원인이 되어 가장 섬뜩한 병원체로 변신한 것들도 있다. 우리는 대개 최신 전염병에 관심을 집중하지만, 죽음은 오래된 전염병들 속에도 있다.

무시무시한 새로운 질병이 등장했을 때, 우리 자신이 총체적으로 지구 환경을 파괴함으로써 수많은 새로운 전염병을 일으켰다는 사실은 무시한 채, 생물 테러 같은 현상에만 초점을 맞춘다면 깊은 편견과 부정에 빠져 진실을 보지 못하는 것이다. 우리는 거대한 유전공학 연구소에 상응하는 것들, 즉 광우병을 일으키는 병원체처럼 특유의 방식으로 위협을 가하는 것들을 만들어내는 집약 농업 체계 같은 것들을 유지하고 있으면서도, 별 거리낌 없이 유전공학의 위험을 들먹거리곤 한다.

하지만 아무리 전염병이 산더미처럼 늘어나고 있는 시대라 해도 희망은 있다. 일찍 찾아내기만 하면, 많은 전염병을 억제할 수 있다. 그렇지 못한 것들은 의료 기술을 통해 어느 정도 유예시킬 수 있다. 개인의 행동만 바꾸어도 에이즈를 비롯한 수많은 병에 걸릴 위험을 크게 줄일 수 있다. 소에게 고기와 뼛가루를 먹이지 못하게 금지해 그들을 다시 본래의 초식동물로 돌아가게 하는 것만으로도 광우병은 줄어들었다. 항생제 남용으로 많은 세균들이 내성을 지니게 되었으므로, 항생제를 덜 쓰면 치료가 불가능한 세균 감염 질환들이 쇄도하는 것을 막는 데 도움이 될 수 있다.

그렇다면 들끓는 이 새로운 전염병들은 생태학적, 인구학적, 산업적으로 얼마나 깊이 뿌리를 내리고 있을까? 인간은 라임병 발생에 한몫을 해온 어긋난 포식자-먹이 균형을 복원할 수 있을까? 단백질 부족이 시급한 문제가 되고 있는 아프리카 일부 지역에서, 인간에게 새로운 형태의 에이즈바이러스를 안겨줄 수 있는 야생동물고기의 소비를 과연 줄일 수 있을까? 질병을 일으키는 생물들이 새로운 지역으로 퍼져나가거나 다른 방식으로 증식하도록 돕는 역할을 하는 기후 변화 효과를 억제할 수 있을까?

우리는 새로운 질병들이 생태학적으로 어떻게 유래했는지 꽤 많이 파악해왔지만, 이렇게 늘어나는 전염병들을 근절할 수 있을지는 아직 알 수 없다. 새로운 치료법과 치료약 개발에만 몰두해서는 그 일을 해낼 수 없다. 우리는 원인을 치료해야 한다. 그리고 그것은 우리 건강의 토대가 되는 생태계 전체를 보호하고 복원해야 한다는 의미다.

주 ▪

들어가는 말

1. J. Steinhauer, "As Fears Rise about Virus, the Answers Are Elusive", *New York Times*, September 29, 1999.

2. D. S. Asnis et al., "The West Nile Virus Outbreak of 1999 in New York : The Flushing Hospital Experience", *Clinical Infectious Diseases* 30, no. 3(2000) : 413~418.

3. W. H. McNeill, *Plagues and Peoples* (Garden City, N. Y. : Anchor Press/Doubleday, 1976).

4. World Health Organization, "Severe Acute Respiratory Syndrome", *Weekly Epidemiological Record* 78, no. 12(2003) : 81~88 ; World Health Organization, "WHO Issues a Global Alert about Cases of Atypical Pneumonia : Cases of Severe Respiratory Illness May Spread to Hospital Staff", press release, March 12, 2003 ; L. K. Altman and K. Bradsher, "Official Warns of Spread of Respiratory Disease", *New York Times*, March 30, 2003 ; World Health Organization, Communicable Disease Surveillance and Response, "One Month into the Global SARS Outbreak : Status of the Outbreak and Lessons for the Immediate Future", Update 27, April 11, 2003.

5. Centers for Disease Control and Prevention, "SARS Update", CDC Telebriefing Transcript, March 29, 2003.

6. Centers for Disease Control and Prevention, "CDC Lab Analysis Suggests New Coronavirus May Cause SARS", press release, March 24, 2003 ; World Health Organization, "Severe Acute Respiratory Syndrome(SARS) Multi-Country Outbreak", Update 7, March 22, 2003.

7. British Columbia Cancer Agency, "2003 News-2003/04/12 : Genome Sciences Centre Sequences SARS Associated Corona Virus", April 4, 2003 ; Centers for Disease Control and Prevention, "SARS : Genetic Sequencing of Coronavirus", CDC Telebriefing Transcript, April 14, 2003.

8. P. Daszak, personal communication, April 2003 ; P. Daszak, A. A. Cunningham, and A. D. Hyatt, "Emerging Infectious Diseases of Wildlife : Threats to Biodiversity and Human Health", *Science* 287, no. 5452(2000) : 443~449.

9. T. McMichael, *Human Frontiers, Environments, and Disease : Past Patterns, Uncertain Futures*(Cambridge, England : Cambridge University Press, 2001).

10. G. Kolata, "Now That SARS Has Arrived, Will It Ever Leave?", *New York Times*, April 27, 2003. 바이러스학자이자 노벨상 수상자인 프레더릭 로빈스 Frederic Robbins는 이렇게 말했다. "동물 창고가 있다면, 그 동물에게서 박멸하지 않고서는 (바이러스를) 박멸할 수 없다."

11. Centers for Disease Control and Prevention, "Ebola Virus Infection in Imported Primates-Virginia, 1989", *Morbidity and Mortality Weekly Report* 38, no. 48(1989) : 831~832, 837~838.

12. McMichael, *Human Frontiers*, 88.

13. World Health Organization, *The World Health Report 1996 : Fighting Disease, Fostering Development*(Geneva : World Health Organization, 1996), 1.

14. J. C. Gannon, *The Global Infectious Disease Threat and Its Implications for the United States*, NIE 99-17D(Washington, D. C. : Central Intelligence Agency, 2000), 5.

15. E. Eckholm, "Fear : SARS Is the Spark for a Riot in China", *New York Times*, April 28, 2003.

16. P. Martens and L. Hall, "Malaria on the Move : Human Population Movement and Malaria Transmission", *Emerging Infectious Diseases* 6, no. 2(2000) :

103~109.

17. X. Z. Su et al., "Complex Polymorphisms in an 330 kDa Protein Are Linked to Chloroquine-Resistant P. falciparum in Southeast Asia and Africa", *Cell* 91(1997) : 593~603.

18. N. Wade, "Two Cases of Malaria Are Acquired in U.S., a Rarity", *New York Times*, September 7, 2002 ; "Virginia Mosquitoes Found with Malaria", *New York Times*, September 29, 2002.

19. S. I. Hay et al., "Climate Change and the Resurgence of Malaria in the East African Highlands", *Nature* 415, no. 6874(2002) : 905~909.

20. Health Canada, Population and Public Health Branch, "Travel Health Advisory : Dengue Fever in Hawaii", April 18, 2002.

21. R. W. Pinner et al., "Trends in Infectious Diseases Mortality in the United States", *Journal of the American Medical Association* 275(1996) : 189~193.

22. McMichael, *Human Frontiers* ; P. R. Epstein, "Climate Change and Emerging Infectious Diseases", *Microbes and Infection* 3, no. 9(2001) : 747~754 ; World Health Organization, "Emerging and Re-emerging Infectious Disease", Fact Sheet no. 97, revised August 1998.

23. Daszak, Cunningham, and Hyatt, "Emerging Infectious Diseases of Wildlife".

24. Ibid.

25. 이런 병들을 가리키기 위해 '생태병·환경전염병'이라는 말을 쓴다고 해서, '전염병epidemic'이라는 말을 대체하려는 의도는 없다. 단지 많은 새로운 질병들의 생태학적 기원을 강조하려는 것이다.

26. Daszak, 개인적 대화. 2002년 4월.

27. McNeill, *Plagues and Peoples* ; McMichael, *Human Frontiers*.

28. McMichael, *Human Frontiers*. 맥마이클은 이렇게 썼다. "천연두는 소의 돌연변이 수두바이러스에서 유래했으며, 홍역은 개에게 디스템퍼를 일으키는 바이러스에서 유래한 것으로 여겨진다. 감기는 말에게서 유래했고, 이러한 예는 그 밖에도 많이 있다."(p. 101)

29. Ibid.

30. Ibid.

31. World Health Organization, "Nipah Virus Fact Sheet", Fact Sheet no. 262, September 2001 ; K. B. Chua et al., "Nipah Virus : A Recently Emergent Deadly Paramyxovirus", *Science* 288, no. 5470(2000) : 1432~1435 ; P. Daszak, A. A. Cunningham, and A. D. Hyatt, "Anthropogenic Environmental Change and the Emergence of Infectious Diseases in Wildlife", *Acta Tropica* 78, no. 2(2001) : 103~116.

32. J. Burkholder and H. B. Glasgow, "History of Toxic Pfiesteria in North Carolina Estuaries from 1991 to the Present", *BioScience* 51, no. 10(2001) : 827~841.

33. R. S. Ostfeld, "The Ecology of Lyme-Disease Risk", *American Scientist* 85(1997) : 338~346.

34. M. L. Wilson, "Distribution and Abundance of Ixodes scapularis(Acari : Ixodidae) in North America : Ecological Processes and Spatial Analysis", *Journal of Medical Entomology* 35, no. 4(1998) : 446~457.

35. S. S. Morse, ed., *Emerging Viruses*(New York : Oxford University Press, 1993), 36.

1. 광우병 | 진보의 어두운 그림자

1. W. Wordsworth, "Memorials of a Tour on the Continent, 1820", no. 35, "After Landing-the Valley of Dover, November 1820", in *The Complete Poetical Works* (London : Macmillan, 1888).

2. C. Richardson이 1985년 9월 19일에 서명한 부검 소견서.

3. N. Phillips, J. Bridgeman, and M. Ferguson-Smith, "The Identification of a New Disease in Cattle", chap. 1 in Phillips, Bridgeman, and Ferguson-Smith, *The BSE Inquiry*, vol. 3(London : House of Commons, 2000), sec. 1. 7 ; Phillips, Bridgeman, and Ferguson-Smith, "Statement No. 69 : Carol Richardson", in *BSE Inquiry*.

4. G. A. H. Wells et al., "A Novel Progressive Spongiform Encephalopathy in Cattle", *Veterinary Record* 121(1987) : 419~420.

5. Phillips, Bridgeman, and Ferguson-Smith, "Identification of a New Disease in Cattle".

6. P. Brown and R. Bradley, "1755 and All That : A Historical Primer of Transmissible Spongiform Encephalopathy", *British Medical Journal* 317, no. 7174(1998) : 1688~1692.

7. Ibid.

8. World Health Organization, "Bovine Spongiform Encephalopathy(BSE)", Fact Sheet no. 113, revised June 2001 ; Department for Environment, Food and Rural Affairs(London), *Bovine Spongiform Encephalopathy in Great Britain : A Progress Report December 2001*(London : Department for Environment, Food and Rural Affairs, 2001).

9. Centers for Disease Control and Prevention, "New Variant CJD : Fact Sheet", April 18, 2002.

10. D. Brown, "Incurable Disease Wiping Out Dairy Cows", *Sunday Telegraph*(London), October 25, 1987.

11. Phillips, Bridgeman, and Ferguson-Smith, *BSE Inquiry* ; "Emergence of Variant CJD", chap. 5 in Phillips, Bridgeman, and Ferguson-Smith, *BSE Inquiry*, vol. 8, *Variant CJD(vCJD)*, sec. 5. 3.

12. Phillips, Bridgeman, and Ferguson-Smith, *BSE Inquiry* ; "History of CJD Surveillance up to 1990", chap. 2 in Phillips, Bridgeman, and Ferguson-Smith, *BSE Inquiry*, vol. 8, *Variant CJD(vCJD)*, sec. 2. 4.

13. Phillips, Bridgeman, and Ferguson-Smith, *BSE Inquiry* ; "History of CJD Surveillance up to 1990", chap. 2 in Phillips, Bridgeman, and Ferguson-Smith, *BSE Inquiry*, vol. 8, *Variant CJD(vCJD)*, sec. 2. 4.

14. Phillips, Bridgeman, and Ferguson-Smith, "Emergence of Variant CJD", chap. 5 in *BSE Inquiry*, vol. 8, *Variant CJD(vCJD)*, sec. 5. 28.

15. S. B. Prusiner, "The Prion Diseases", *Scientific American*(January 1995) : 48~57.

16. Phillips, Bridgeman, and Ferguson-Smith, "Emergence of Variant CJD", chap. 5 in *BSE Inquiry*, vol. 8, *Variant CJD(vCJD)*, sec. 5. 3.

17. Phillips, Bridgeman, and Ferguson-Smith, "The Southwood Working

Party, 1988~1989", chap. 4 in *BSE Inquiry*, vol. 2, *The Link between BSE and vCJD*, sec. 4. 1. 이 결론은 *BSE Inquiry* 전체에서 다양한 방식으로 언급되고 있다. 한 예로 다음 부분을 보라. Phillips, Bridgeman, and Ferguson-Smith, "History of CJD Surveillance up to 1990", chap. 2 in *BSE Inquiry*, vol. 8, *Variant CJD*(vCJD), sec. 2. 26.

18. Phillips, Bridgeman, and Ferguson-Smith, "Emergence of Variant CJD", chap. 5 in *BSE Inquiry*, vol. 8, *Variant CJD(vCJD)*, sec. 5. 7 ; S. J. Sawcer et al., "Creutzfeldt-Jakob Disease in an Individual Occupationally Exposed to BSE", *Lancet* 341(1993) : 642.

19. Sawcer et al., "Creutzfeldt-Jakob Disease in an Individual."

20. D. Brown, "Farmer Dies of Rare Brain Disease after BSE Hits Herd", *Daily Telegraph*(London), March 9, 1993.

21. "Special Report : What's Wrong with Our Food? How the Death of Cow 133 Started a Tragic Chain of Events", *Observer*(London), October 1, 2000.

22. BBC-TV, "John Gummer and His Daughter", May 1990.

23. Ibid.

24. P. T. G. Davies, S. Jahfar, and I. T. Ferguson, "Creutzfeldt-Jakob Disease in Individual Occupationally Exposed to BSE", *Lancet* 342(1993) : 680 ; Phillips, Bridgeman, and Ferguson-Smith, "Emergence of Variant CJD", chap. 5 in *BSE Inquiry*, vol. 8, *Variant CJD(vCJD)*, sees. 5. 16~5. 24 ; J. Hope, "'Mad Cow' Farmer Dies", *Daily Mail*(London), August 12, 1993 ; K. Perry, "Mad Cow Fear as Second Farmer Dies", *Today*(London), August 12, 1993.

25. P. E. M. Smith, M. Z. Zeidler, and J. W. Ironside, "Creutzfeldt-Jakob Disease in a Dairy Farmer", *Lancet* 346(1995) : 898 ; "Illness Link with Mad Cow Disease?", *Cornishman*(Cornwall), December 1, 1994 ; Phillips, Bridgeman, and Ferguson-Smith, "Emergence of Variant CJD", chap. 5 in *BSE Inquiry*, vol. 8, *Variant CJD(vCJD)*, secs. 5. 16~5. 33.

26. Phillips, Bridgeman, and Ferguson-Smith, "Emergence of Variant CJD", chap. 4 in *BSE Inquiry*, vol. 11, *Annex 2 to Chapter 4 : SEAC Meetings*(see the heading "Special Meeting 13/1/95").

27. Phillips, Bridgeman, and Ferguson-Smith, "Emergence of Variant CJD", chap. 5 in *BSE Inquiry*, vol. 8, *Variant CJD(vCJD)*, sec. 5. 39.

28. Ibid., sec. 5. 66.

29. Phillips, Bridgeman, and Ferguson-Smith, "Emergence of Variant CJD", chap. 5 in *BSE Inquiry*, vol. 8, *Variant CJD(vCJD)*, sec. 5. 25 ; World Health Organization, "Possible Creutzfeldt-Jakob Disease in an Adolescent", *Weekly Epidemiological Record 15*(1994) : 105~106.

30. A. Watkins, "Today Investigation", *Today*(London), January 13, 1994.

31. Phillips, Bridgeman, and Ferguson-Smith, "Emergence of Variant CJD", chap. 5 in *BSE Inquiry*, vol. 8, *Variant CJD(vCJD)*, sec. 5. 29 ; footnote 220, citing "Statement of CMO on CJD", Department of Health press release, January 26, 1994(YB94/1. 26/3. 1).

32. Phillips, Bridgeman, and Ferguson-Smith, "Statement No. 208 : Beryl Rimmer", in *BSE Inquiry*.

33. M. Kamin and B. M. Patten, "Creutzfeldt-Jakob Disease : Possible Transmission to Humans by Consumption of Wild Animal Brains", *American Journal of Medicine 76*(1984) : 142~145.

34. J. R. Berger, E. Weisman, and B. Weisman, "Creutzfeldt-Jakob Disease and Eating Squirrel Brains", *Lancet 350*, no. 9078(1997) : 642.

35. G. Zanusso et al., "Simultaneous Occurrence of Spongiform Encephalopathy in a Man and His Cat in Italy", *Lancet 352*, no. 9134(1998) : 1116~1117.

36. R. G. Will et al., "A New Variant of Creutzfeldt-Jakob Disease in the UK", *Lancet 347*, no. 9006(1996) : 921~925.

37. A. F. Hill et al., "The Same Prion Strain Causes vCJD and BSE", *Nature 389*(1997) : 448~450.

38. Brown and Bradley, "1755 and All That", 1688.

39. H. B. Parry, *Scrapie Disease in Sheep : Historical, Clinical, Epidemiological, Pathological, and Practical Aspects of the Natural Disease*(New York : Academic Press, 1983).

40. Brown and Bradley, "1755 and All That".

41. Centers for Disease Control and Prevention and National Institutes of

Health, "Prions", in *Biosafety in Biomedical and Microbiological Laboratories*, edited by J. Y. Richmond and R. W. McKinney(Washington, D.C.: U.S. Government Printing Office, 1999), sec. VII-D.

42. Brown and Bradley, "1755 and All That".

43. Ibid.

44. Ibid.; R. B. Wickner et al., *Prions in Yeast Are Protein Genes : Inherited Amyloidosis*(Bethesda, Md. : National Institutes of Health, National Institute of Diabetes and Digestive and Kidney Diseases, 2002) ; Karolinska Institutet, "The 1997 Nobel Prize in Physiology or Medicine", press release, October 6, 1997.

45. Brown and Bradley, "1755 and All That."

46. Karolinska Institutet, "The 1976 Nobel Prize in Physiology or Medicine", press release, October 14, 1976.

47. S. B. Prusiner, "The Prion Disease."

48. J. Hope et al., "Molecular Analysis of Ovine Prion Protein Identifies Similarities between BSE and an Experimental Isolate of Natural Scrapie, CH1641", *Journal of General Virology* 80(1999) : 1-4.

49. M. Balter, "On the Hunt for a Wolf in Sheep's Clothing", *Science* 287, no. 5460(2000) : 1906~1908.

50. Ibid.

51. C. A. Donnelly, Department of Infectious Disease Epidemiology, Imperial College London, 개인적 대화, 2002년 11월 26일.

52. European Commission, *Report of the European Union with Regard to the Implementation of Council Directive 90/667/EEC and Commission Decision 91/516/EEC concerning the Use of Prohibited Ingredients in the Animal Feedingstuff (19~20 August 1999)*, ref. no. XXIV/1234/99(Brussels : European Union, 1999). 이 보고서에는 이렇게 쓰여 있다. "프랑스 정제 산업 분야의 시설들 중에는 내부에서 혹은 다른 곳에서 나오는 정화조 유출수나 폐수를 생물학적으로 처리할 때 얻어지는 오니 같은 금지된 물질들을 오랫동안 활용해온 곳도 있다."

53. J. Lederberg, R. E. Shope, and S. C. Oaks Jr., eds., *Emerging Infections :*

Microbial Threats to Health in the United States(Washington, D. C. : National Academy Press, 1992).

54. Department for Environment, Food and Rural Affairs(London), "Sheep and Lambs; Mutton and Lamb", table 5.14 in *Agriculture in the United Kingdom* (London : Department for Environment, Food and Rural Affairs, 2002).

55. J. W. Wilesmith et al., "Bovine Spongiform Encephalopathy : Epidemiological Studies", *Veterinary Record* 123(1988) : 638~644.

56. Phillips, Bridgeman, and Ferguson-Smith, "Executive Summary of the Report of the Inquiry", chap. 1 in *BSE Inquiry*, vol. 1 : see "Key Conclusions", in *Findings and Conclusions*.

57. Donnelly, 개인적 대화.

58. Ibid.

59. Centers for Disease Control and Prevention, "Questions and Answers Regarding Bovine Spongiform Encephalopathy(BSE) and Creutzfeldt-Jakob Disease(CJD)", on-line at http://www.cdc.gov/ncidod/diseases/cjd/bse_cjd_qa.htm(last reviewed June 3, 2003).

60. Office International des Epizooties, "Number of Reported Cases of Bovine Spongiform Encephalopathy(BSE) Worldwide as of 04.03.2003"(Paris : Office International des Epizooties, 2003) ; Centers for Disease Control and Prevention, "Update 2002 : Bovine Spongiform Encephalopathy and Variant Creutzfeldt-Jakob Disease", on-line at http://www.cdc.gov/ncidod/diseases/cjd/cjd.htm(last reviewed June 5, 2003).

61. Centers for Disease Control and Prevention, "New Variant CJD: Fact Sheet".

62. Ibid.

63. Donnelly, 개인적 대화.

64. Food and Drug Administration, Center for Food Safety and Applied Nutrition, "Consumer Questions and Answers about BSE", March 2001.

65. Health Canada, "BSE Disease Investigation in Alberta", news release, May 20, 2003 ; S. Blakeslee, "Mad Cow Disease Is Found in Canada ; U. S. Imposes a Ban", *New York Times*, May 20, 2003.

66. 1997년 12월 20일, 마이클 밀러가 크리스토퍼 밀래니에게 보낸 편지.

67. "Wasting Away in the West", CBS Evening News, March 13, 2001.

68. U.S. Department of Agriculture, Animal and Plant Health Inspection Service, Veterinary Services, "APHIS Factsheet", October 2001.

69. E. D. Belay et al., "Creutzfeldt-Jakob Disease in Unusually Young Patients Who Consumed Venison", *Archives of Neurology* 58, no. 10(2001) : 1673~1678.

70. Centers for Disease Control and Prevention, "New Variant CJD : Fact Sheet".

71. Ibid.

72. Ibid. ; R. V. Gibbons et al., "Creutzfeldt-Jakob Disease in the United States : 1979-1998", *Journal of the American Medical Association* 284, no. 18(2000) : 2322~2323.

73. T. Thorne, 개인적 대화, 2002년 7월.

74. S. Rampton, "What about Mad Deer Disease?" *E Magazine* 12, no. 4(July-August 2001).

75. P. Yam, "Shoot this deer", *Scientific American*, June 2003 : 38~43.

76. G. J. Raymond et al., "Evidence of a Molecular Barrier Limiting Susceptibility of Humans, Cattle, and Sheep to Chronic Wasting Disease", *EMBO Journal* 19(2000) : 4425~4430.

77. C. Q. Choi, "Chronic Wasting Studies Announced", *Scientist*, November 8, 2002.

78. Ibid.

79. S. Blakeslee, "Clues to Mad Cow Disease Emerge in Study of Mutant Proteins", *New York Times*, May 23, 2000 ; S. Blakeslee, "Weighing 'Mad Cow' Risks in American Deer and Elk", *New York Times*, February 23, 1999.

2. 에이즈 | 아망딘이라는 침팬지

1. J. Conrad, "Heart of Darkness", in *The Portable Conrad*, edited by M. D. Zabel(New York : Viking Press, 1950), 536.

2. M. S. Gottlieb et al., "Pneumocystis Pneumonia-Los Angeles", *Morbidity and*

Mortality Weekly Report 30, no. 21(1981) : 250～252.

3. Centers for Disease Control and Prevention, "Where Did HIV Come From?" on-line at http://www.cdc.gov/hiv/pubs/faq/faq3.htm(last reviewed June 2, 2003).

4. M. D. Grmek, *History of AIDS : Emergence and Origin of a Modern Pandemic* (Princeton, N. J. : Princeton University Press, 1990).

5. M. Balter, "Virus from 1959 Sample Marks Early Years of HIV", *Science* 279, no. 5352(1998) : 801 ; A. G. Motulsky, J. Vandepitte, and G. R. Fraser, "Population Genetic Studies in the Congo : I. Glucose-6-Phosphate Dehydrogenase Deficiency, Hemoglobin S, and Malaria", *American Journal of Human Genetics* 18, no. 6(1966) : 514～537.

6. T. Zhu et al., "An African HIV-1 Sequence from 1959 and Implications for the Origin of the Epidemic", *Nature* 391, no. 6667(1998) : 594～597.

7. Balter, "Virus from 1959 Sample".

8. V. M. Hirsch et al., "An African Primate Lentivirus(SIVsm) Closely Related to HIV-2", *Nature* 339, no. 6223(1989) : 389～392 ; R. V. Gilden et al., "HTLV-III Antibody in a Breeding Chimpanzee Not Experimentally exposed to the virus", *The Lancet*, March 22, 1986 : 94～95.

9. "Pathology Worksheet(Necropsy) : Animal I. D. Number 205"(Alamogordo : New Mexico State University, Primate Research Institute, 1985).

10. Martine Peeters, 개인적 대화, 2002년 6월.

11. J. C. Vié et al., "Megaloblastic Anemia in a Handreared Chimpanzee", *Laboratory Animal Science* 39, no. 6(1989) : 613～615.

12. M. Peeters et al., "Isolation and Partial Characterization of an HIV-Related Virus Occurring Naturally in Chimpanzees in Gabon", *AIDS* 3, no. 10(1989) : 625～630.

13. M. Peeters, 개인적 대화, 2002년 6월.

14. E. Delaporte, 개인적 대화, 2002년 6월.

15. T. Huet et al., "Genetic Organization of a Chimpanzee Lenti-virus Related to HIV-1", *Nature* 345, no. 6273(1990) : 356-359.

16. L. K. Altman, "H.I.V. Linked to a Subspecies of Chimpanzee", *New York*

Times, February 1, 1999.

17. M. Peeters, 개인적 대화; M. Peeters et al., "Risk to Human Health from a Plethora of Simian Immunodeficiency Viruses in Primate Bushmeat", *Emerging Infectious Diseases* 8, no. 5(2002) : 451~457.

3. 살모넬라 DT104 | 항생제 내성의 행로

1. R. G. Villar et al., "Investigation of Multi-Resistant Salmonella Serotype typhimurium DT104 Infections Linked to Raw-Milk Cheese in Washington State", *Journal of the American Medical Association* 281, no. 19(1999) : 1811~1816.

2. S. H. Cody et al., "Two Outbreaks of Multi-Resistant Salmonella Serotype typhimurium DT104 Infections Linked to Raw-Milk Cheese in Northern California", *Journal of the American Medical Association* 281, no. 19(1999) : 1805~1810.

3. C. E. Dolman, "Theobald Smith, 1859~1934 : A Fiftieth Anniversary Tribute", *American Society of Microbiology News* 50, no. 12(1984) : 577~580.

4. R. K. Robinson, C. A. Batt, and P. Patel, eds., *Encyclopedia of Food Microbiology*, vol. 3, *Salmonella*(London : Academic Press, 2000).

5. E. S. Anderson and M. J. Lewis, "Drug Resistance and Its Transfer in *Salmonella typhimurium*", *Nature* 206, no. 4984(1965) : 579~583.

6. Ibid.; E. S. Anderson, "Drug Resistance in *Salmonella typhimurium* and Its Implications", *British Medical Journal* 3(1968) : 333~339.

7. Anderson, "Drug Resistance in *Salmonella typhimurium* and Its Implications".

8. L. Ward(공중보건연구소 살모넬라 연구분과장), 개인적 대화, 2002년 6월.

9. Anderson, "Drug Resistance in *Salmonella typhimurium* and Its Implications".

10. Anderson and Lewis, "Drug Resistance and Its Transfer in *Salmonella typhimurium*", p. 583.

11. Editorial, "A Bitter Reckoning", *New Scientist*(January 4, 1968) : 14~15.

12. J. Bower, "The Farm Drugs Scandal", *Ecologist* 1(1970) : 10~15.

13. FDA report as cited by T. H. Jukes in "Public Health Significance of Feeding Low Levels of Antibiotics to Animals", *Advances in Applied Microbiology* 16(1973) : 1~29 ; quote, p. 19.

14. C. D. Van Houweling, Food and Drug Administration, press briefing statement, January 31, 1972.

15. Food and Drug Administration, *Antibiotics in Animal Feeds : Information for Consumers*(Rockville, Md. : Food and Drug Administration, Center for Veterinary Medicine, 1993) ; M. Mellon, "Antibiotic Resistance : Causes and Cures"(1999년 6월 4일 워싱턴 시 내셔널 프레스 클럽에서 한 연설).

16. Jukes, "Public Health Significance".

17. Ibid.

18. Ibid.

19. Ibid.

20. E. J. Threlfall et al., "The Emergence and Spread of Antibiotic Resistance in Food-Borne Bacteria in the United Kingdom", *APUA Newsletter*(published by the Alliance for the Prudent Use of Antibiotics) 17, no. 4(1999) : 1~7.

21. Editorial, "Why Has Swann Failed?" *British Medical Journal* 1, no. 6225(1980) : 1195~1196.

22. R. Young et al., *The Use and Misuse of Antibiotics in UK Agriculture. Part 2 : Antibiotic Resistance and Human Health*(Bristol, England : Soil Association, 1999).

23. Ibid.

24. R. A. Stallones, "Epidemiology and Public Policy : Pro- and Anti-Biotic", *American Journal of Epidemiology* 115, no. 4(1982) : 485~491.

25. P. B. Lieberman and M. G. Wootan, *Protecting the Crown Jewels of Medicine : A Strategic Plan to Preserve the Effectiveness of Antibiotics*(Washington, D. C. : Center for Science in the Public Interest, 1998).

26. Stallones, "Epidemiology and Public Policy", 490.

27. T. F. O'Brien et al., "Molecular Epidemiology of Antibiotic Resistance in Salmonella from Animals and Human Beings in the United States", *New England Journal of Medicine* 307(1982) : 1~6.

28. B. Keller, "Ties to Human Illness Revive Move to Ban Medicated Feed",

New York Times, September 16, 1984.

29. Ibid.

30. Ibid.

31. F. J. Angulo et al., "Origins and Consequences of Antimicrobial-Resistant Nontyphoidal Salmonella : Implications for the Use of Fluoroquinolones in Food Animals", *Microbial Drug Resistance* 6, no. 1(2000) : 77~83 ; M. Vijups, 개인적 대화, 2002년 7월.

32. Threlfall et al., "Emergence and Spread of Antibiotic Resistance" ; R. Davies, *Zoonose-Nyt* 8, no. 1(2001).

33. E. H. Kim and T. Aoki, "Drug Resistance and Broad Geographical Distribution of Identical R Plasmids of *Pasteurella piscicida* Isolated from Cultured Yellowtail in Japan", *Microbiology and Immunology* 37, no. 2(1993) : 103~109.

34. G. M. Clark, A. F. Kaufmann, and E. J. Gangrosa, "Epidemiology of an International Outbreak of *Salmonella agona*", *Lancet*(1973) : 490~493.

35. Lieberman and Wootan, Protecting the Crown Jewels of Medicine; S. J. Olsen et al., "A Nosocomial Outbreak of Fluoro-quinolone-Resistant *Salmonella* Infection", *New England Journal of Medicine* 344(2001) : 1572~1579.

36. H. P. Endz et al., "Quinolone Resistance in Campylobacter Isolated from Man and Poultry Following the Introduction of Fluoroquinolones in Veterinary Medicine", *Journal of Antimicrobial Chemotherapy* 27(1991) : 199~208.

37. Angulo et al., "Origins and Consequences".

38. E. J. Threlfall, "Increasing Spectrum of Resistance in Multiresistant *Salmonella typhimurium*", *Lancet* 347, no. 9007(1996) : 1053~1054.

39. Threlfall et al., "Emergence and Spread of Antibiotic Resistance".

40. F. J. Angulo, 개인적 대화

41. Angulo et al., "Origins and Consequences" ; S. Rossiter et al., "Emerging Fluoroquinolone Resistance among Non-Typhoidal *Salmonella* in the United States : NARMS 1996~2000"(presentation given at International Conference on Emerging Infectious Diseases, Atlanta, Ga., March 26, 2002).

42. Rossiter et al., "Emerging Fluoroquinolone Resistance".

43. S. E. Kirk, J. M. Besser, and W. C. Hedberg, "Quinolone-Resistant Campy-lobacter jejuni Infections in Minnesota, 1992~1998", *New England Journal of Medicine* 240, no. 20(1999) : 1525~1532.

44. Lieberman and Wootan, *Protecting the Crown Jewels of Medicine*.

45. Food and Drug Administration, "FDA, CVM Proposes to Withdraw Poultry Fluoroquinolones Approval", *CVM Update*, October 26, 2000 ; "FDA Pro-poses to Ban Two Poultry Antibiotics", *Baltimore Sun*, October 28, 2000, 8A.

46. L. Fabregas, "Bayer, FDA Spar over Safety of Poultry Drug", *Pittsburgh Tribune-Review*, January 20, 2002.

47. Animal Health Institute, "Statement by Alexander S. Mathews, 'The Use of Antibiotics in Food-Producing Animals,'" press release, May 28, 1998.

48. R. Carnevale et al., "Fluoroquinolone Resistance in Salmonella : A Web Discussion", *Clinical Infectious Diseases* 31(2000) : 128~130.

49. R. Robinson, in *Lancaster New Era*, March 6, 2002.

50. S. Lerner, "Risky Chickens", *Village Voice*, November 28-December 4, 2001.

51. "Bitter Reckoning".

52. D. W. Kolpin et al., "Pharmaceuticals, Hormones, and Other Organic Wastewater Contaminants in U.S. Streams, 1999~2000 : A National Reconnaissance", *Environmental Science and Technology* 36, no. 6(2002) : 1202~1211 ; M. Meyer et al., *Occurrence of Antibiotics in Surface and Ground Water Near Confined Animal Feeding Operations and Waste Water Treatment Plants Using Radioimmunoassay and Liquid Chromatography/Electrospray Mass Spectrometry* (Raleigh, N. C. : U. S. Geological Survey, 2000).

53. J. Raloff, "Drugged Waters : Does It Matter That Pharmaceuticals Are Turning Up in Water Supplies?", *Science News Online*, March 21, 1998.

54. R. Hirsch et al., "Occurrence of Antibiotics in the Aquatic Environment", *Science of the Total Environment* 225(1999) : 109~118.

55. 2000년 8월 3일, 이 문제를 우려한 과학자들이 미국 환경보호청에 농장 배출수의 항생제 농도를 규제하라고 촉구한 편지.

56. D. G. White et al., "The Isolation of Antibiotic-Resistant *Salmonella* from

Retail Ground Meats", *New England journal of Medicine* 345, no. 16(2001) :
1147~1154.

4. 라임병 l 오래된 숲과 관절염

1. D. S. Wilcove, *The Condor's Shadow*(New York : Freeman, 1999). 윌코브는
   해리슨이 샀다는 이야기는 하지 않았지만, 그 땅이 동부에 드넓게 펼쳐져 있던
   숲의 일부라고 말했다.
2. E. B. Stryker, *Where the Trees Grow Tall*(Franklin Township, N. J. : Franklin
   Township Historical Society, 1963), 173 ; J. P. Snell, *History of Hunterdon and
   Somerset Counties New Jersey : With Illustrations and Biographical Sketches of Its
   Prominent Men and Pioneers*(Philadelphia : Everts & Peck, 1881), microfilm.
3. L. C. Irland, *The Northeast's Changing Forests*(Petersham, Mass. : Distributed by
   Harvard University Press for Harvard Forest, 1999).
4. E. Stiles, 개인적 대화, 2002년 6월.
5. Irland, *Northeast's Changing Forests*.
6. Wilcove, *Condor's Shadow*.
7. L. Ragonese, "Deer Thrive as the Forests Sicken", *New Jersey Star-Ledger*,
   October 20, 1999. 이 기사는 흰꼬리사슴이 "100년 전 뉴저지 주에서 거의 멸
   종했다"고 말하고 있다.
8. K. A. Orloski et al., "Emergence of Lyme Disease in Hunterdon County,
   New Jersey, 1993 : A Case-Control Study of Risk Factors and Evaluation of
   Reporting Patterns", *American Journal of Epidemiology* 147, no. 4(1998) : 391~
   397.
9. U. S. Environmental Protection Agency, *Climate Change and New Jersey*(Washing-
   ton, D. C. : U. S. Environmental Protection Agency, Office of Policy, Planning
   and Evaluation, 1997). 이 보고서에는 "지난 세기에 뉴저지 주 뉴브런즈윅의
   평균 기온은 섭씨 10.1도(1889~1918년 평균)에서 11.1도(1966~1995년 평
   균)로 상승했으며, 일부 지역의 강수량은 5~10퍼센트 증가했다"고 쓰여 있다.
10. M. L. Wilson, "Distribution and Abundance of *Ixodes scapularis*(Acari :

Ixodidae) in North America : Ecological Processes and Spatial Analysis", *Journal of Medical Entomology* 35, no. 4(1998) : 446~457 ; E. Lindgren and R. Gustafson, "Tick-Borne Encephalitis in Sweden and Climate Change", *Lancet* 358, no. 9275(2001) : 16~18. 진드기의 확산이 주로 사슴 개체군 증가 때문에 일어났다고 보는 과학자들도 일부 있다는 말을 덧붙여야겠다.

11. R. S. Ostfeld et al., "Effects of Acorn Production and Mouse Abundance on Abundance and Borrelia burgdorferi Infection Prevalence of Nymphal Ixodes scapularis Ticks", *Vector Borne and Zoonotic Diseases* 1, no. 1(2001) : 55~53 ; R. S. Ostfeld, "The Ecology of Lyme-Disease Risk", *American Scientist* 85(1997) : 338~346.

12. R. Ostfeld, 개인적 대화, 2002년 11월.

13. R. S. Ostfeld and F. Keesing, "The Function of Biodiversity in the Ecology of Vector-Borne Zoonotic Diseases", *Canadian Journal of Zoology* 78(2000) : 2061~2078.

14. J. A. Patz et al., "Effects of Environmental Change on Emerging Parasitic Diseases", *International Journal for Parasitology* 30, no. 12~13(2000) : 1395~1405.

5. 한타바이러스 | 죽음의 봄

1. Steve Sternberg, "An Outbreak of Pain", *USA Today*, July 2, 1998. 허가를 받아 발췌 요약했다.

2. H. D. Grissino-Mayer, University of Tennessee, Knoxville, 개인적 대화, 2003년 5월; R. D. D'Arrigo and G. C. Jacoby, "A 1000-Year Record of Winter Precipitation from Northwestern New Mexico, USA : A Reconstruction from Tree-Rings and Its Relation to El Niño and the Southern Oscillation", *Holocene* 1(1991) : 95~101 ; H. D. Grissino-Mayer, "A 2,129-Year Reconstruction of Precipitation for Northwestern New Mexico, USA", in *Tree Rings, Environment, and Humanity : Proceedings of the International Conference, Tucson, Arizona, 17~21 May, 1994*, edited by J. S. Dean, D. M. Meko, and T. W. Swetnam

(Tucson, Ariz.: Radiocarbon, 1996), 191~204.

3. R. Wheeler, "The Colorado Plateau Region", in *Wilderness at the Edge : A Citizen Proposal to Protect Utah's Canyons and Deserts*(Salt Lake City : Utah Wilderness Coalition, 1990).

4. K. Lewis and D. Hathaway, "Analysis of Paleo-Climate and Climate-Forcing Information for New Mexico and Implications for Modeling in the Middle Rio Grande Water Supply Study"(Boulder, Colo. : S. S. Papadopulos & Associates, 2001).

5. R. Merideth, *A Primer on Climatic Variability and Change in the Southwest*(Tucson : University of Arizona, Udall Center for Studies in Public Policy and Institute for the Study of Planet Earth, 2001).

6. Los Angeles County Office of Education and Department of Public Works, *No Way Out*, videotape produced by Nancy Rigg, 2000.

7. K. Rogers, "Damage from Worst Flood Parallels Growth", *Las Vegas Review-Journal*, July 9, 1999.

8. Federal Emergency Management Agency, *Disaster Activity : January 1, 1992, to December 31, 1992*(Washington, D. C. : Federal Emergency Management Agency, 1992).

9. Merideth, *Primer on Climatic Variability*.

10. D. M. Engelthaler et al., "Climatic and Environmental Patterns Associated with Hantavirus Pulmonary Syndrome, Four Corners Region, United States", *Emerging Infectious Diseases* 5, no. 1(1999) : 87~94.

11. A. T. Carpenter and T. A. Murray, "Element Stewardship Abstract for *Bromus tectorum* L.(*Anisantha tectorum*(L.) *Nevski*)"(Arlington, Va. : Nature Conservancy, n.d.).

12. Wyoming Agricultural Experiment Station, "Species Fact Sheet : Snakeweed Grasshopper, *Hesperotettix viridis*(Thomas)"(Laramie : Wyoming Agricultural Experiment Station, 1994).

13. A. Crosby, *America's Forgotten Pandemic : The Influenza of 1918*(Cambridge, England : Cambridge University Press, 1989) ; G. Bailey and R. G. Bailey, *A History of the Navajos : The Reservation Years*(Santa Fe, N. M. : School of

American Research Press, 1986).

14. Centers for Disease Control and Prevention, "Navajo Medical Traditions and HPS", 2000.

15. A. B. Reagan, "Plants Used by the White Mountain Apache Indians of Arizona", *Wisconsin Archaeologist* 8(1929) : 143~161 ; A. F. Whiting, *Ethnobotany of the Hopi*, Bulletin no. 15(1939 ; reprint, Flagstaff : Museum of Northern Arizona, 1966).

16. S. A. Weber and P. D. Seaman, *Havasupai Habitat : A. F. Whiting's Ethnography of a Traditional Indian Culture*(Tucson : University of Arizona Press, 1985).

17. Centers for Disease Control and Prevention, "El Niño Special Report : Could El Niño Cause an Outbreak of Hantavirus Disease in the Southwestern United States?" (2000).

18. J. N. Mills et al., "Long-Term Studies of Hantavirus Reservoir Populations in the Southwestern United States : A Synthesis", *Emerging Infectious Diseases* 5, no. 1(1999) : 135~142.

19. G. E. Glass et al., "Using Remotely Sensed Data to Identify Areas at Risk for Hantavirus Pulmonary Syndrome", *Emerging Infectious Diseases* 6, no. 3(2000) : 238~247.

20. G. Hausman, *Meditations with the Navajo : Prayers, Songs, and Stories of Healing and Harmony*(Rochester, Vt. : Bear & Company, 2001).

21. Centers for Disease Control and Prevention, "Hantavirus Pulmonary Syndrome–United States : Updated Recommendations for Risk Reduction", *Morbidity and Mortality Weekly Report* 51, no. RR-9(July 26, 2002) : 1~12.

22. Centers for Disease Control and Prevention, Special Pathogens Branch, "Epidemiology of HPS Slideset", 2002 ; online at http://www.cdc.gov/ncidod/diseases/hanta/hps/noframes /epislides/episl1.htm(last reviewed June 2, 2003).

6. 웨스트나일뇌염 | 나일 강에서 온 바이러스

1. Environmental Defense et al., *Global Warming : Early Warning Signs : The Impact of Global Warming in North America*(Cambridge, Mass.: Union of Concerned Scientists, 1999).

2. J. Robin, "Quotes : On the Evening of August 11", *Newsday*, September 14, 1999.

3. J. Robin, "Victim's Final Days : Family Shares Memories with Loved One", *Newsday*, September 8, 1999.

4. Environmental Defense et al., *Global Warming : Early Warning Signs*; National Climatic Data Center, "Monthly Surface Data for Kennedy International Airport, April-June",(Asheville, N. C. : National Climatic Data Center, 1999).

5. W. K. Stevens, "Across a Parched Land, Signs of Hotter Era", *New York Times*, August 1, 1999.

6. P. R. Epstein and C. Defilippo, "West Nile Virus and Drought", *Global Change and Human Health* 2, no. 2(2001) : 105~107 ; J. F. Day, "Predicting St. Louis Encephalitis Virus Epidemics : Lessons from Recent, and Not So Recent, Outbreaks", *Annual Review of Entomology* 46(2001) : 111~138.

7. Day, "Predicting St. Louis Encephalitis Virus Epidemics".

8. D. S. Asnis et al., "The West Nile Virus Outbreak of 1999 in New York : The Flushing Hospital Experience", *Clinical Infectious Diseases* 30, no. 3(2000) : 413~418.

9. Robin, "Victim's Final Days".

10. Asnis et al., "West Nile Virus Outbreak of 1999".

11. U. S. General Accounting Office, *West Nile Virus Outbreak* : Lessons for *Public Health Preparedness*(Washington, D. C. : U. S. General Accounting Office, 2000).

12. R. Howell, "Mosquito Coast : Encephalitis Kills 1, Sickens Dozens along East River", *Newsday*, September 4, 1999.

13. Ibid.

14. D. Morrison, "Very Paranoid' in Queens, Living with Fear of Virus", *Newsday*,

October 2, 1999.

15. U. S. General Accounting Office, *West Nile Virus Outbreak*.

16. S. Shapiro, "As the Crow Dies : A Bird in Distress : Crows' Deaths Tied to Drought", *Newsday*, September 14, 1999 ; J. Charos, 개인적 대화, 2001년 7월.

17. C. Kilgannon, "At Fort Totten and Elsewhere, Crows Dying Mysteriously", *New York Times*, Sunday, August 22, 1999.

18. P. Dickens, "The Discovery of the West Nile", *Newsday*, September 26, 1999.

19. Ibid.

20. J. Steinhauer, "Outbreak of Virus in New York Much Broader Than Suspected", *New York Times*, September 28, 1999.

21. T. McNamara, 개인적 대화, 2001년 8월.

22. Ibid.

23. U. S. General Accounting Office, *West Nile Virus Outbreak* ; Ibid.

24. "History for Eilat, Israel : October 17, 1998", Weather Underground.

25. M. Malkinson et al., "Intercontinental Transmission of West Nile Virus by Migrating White Storks", *Emerging Infectious Diseases* 7, no. 3(suppl.)(2001), 540.

26. H. Bin, "West Nile Fever in Israel 1999~2000 : From Goose to Man", in *International Conference on the West Nile Virus*(White Plains : New York Academy of Sciences, 2001).

27. U. S. General Accounting Office, *West Nile Virus Outbreak*.

28. Ibid.

29. Centers for Disease Control and Prevention, Office of Communication, "West Nile-like Virus in the United States", September 30, 1999.

30. R. S. Lanciotti et al., "Origin of the West Nile Virus Responsible for an Outbreak of Encephalitis in the Northeastern United States", *Science* 286, no. 5448(1999) : 2333~2337

31. M. Giladi et al., "West Nile Encephalitis in Israel, 1999 : The New York Connection", *Emerging Infectious Diseases* 7, no. 4(2001) : 659~661.

32. Port Authority of New York-New Jersey, Aviation Department, "Monthly

Summary of Airport Activities : August 1999" (New York : John F. Kennedy International Airport, 1999).

33. M. T. Fowle and P. Kerlinger, *The New York City Audubon Society Guide to Finding Birds in the Metropolitan Area*(Ithaca, N. Y. : Cornell University Press, 2001).

34. Audubon Christmas bird count, Queens, New York, 1998~1999.

35. G. Waldbauer, *Millions of Monarchs, Bunches of Beetles*(Cambridge, Mass.: Harvard University Press, 2000).

36. D. Nash et al., "The Outbreak of West Nile Virus Infection in the New York City Area in 1999", *New England Journal of Medicine* 344, no. 24(2001) : 1807 ~1814.

37. R. Lewis, "With Evidence of Lingering Virus in New York Mosquitoes, Investigators Focus on Preventing Possible Outbreak", *Scientist* 14, no. 8(2000) : 1.

38. J. H. Rappole, 개인적 대화, 2001년 11월 ; J. H. Rappole, S. R. Derrickson, and Z. Habalek, "Migratory Birds and Spread of West Nile Virus in the Western Hemisphere", *Emerging Infectious Diseases* 6, no. 4(2000) : 319~328, November 2001.

39. Rappole, Derrickson, and Habalek, "Migratory Birds and Spread of West Nile Virus."

40. Centers for Disease Control and Prevention, "West Nile Virus : Vertebrate Ecology", 2002.

41. E. De Valle, "A Break in West Nile War as Second Case Found in State", *Miami Herald*, August 10, 2001.

42. S. Wiersma, 개인적 대화.

43. J. Babson, "Closer to Home : West Nile Infects Woman in Keys", *Miami Herald*, August 25, 2001.

44. L. K. Altman, "Four Are Killed in Big Outbreak of West Nile Virus on Gulf Coast", *New York Times*, August 3, 2002.

45. E. Young, "West Nile Virus Will Sweep across Whole US", on-line at http://www.newscientist.com, 2002 ; National Aeronautics and Space

Administration, "Satellites vs. Mosquitoes : Tracking West Nile Virus in the U. S.", press release no. 02~029, 2,002.

46. D. Rogers, 개인적 대화, 2002년 7월.

47. Altaian, "Four Are Killed in Big Outbreak."

48. Centers for Disease Control and Prevention, "Provisional Surveillance Summary of the West Nile Virus Epidemic : United States, January-November 2002", *Morbidity and Mortality Weekly Report* 51, no. 50(December 20, 2002) : 1129~1133 ; J. Berck, "National Briefing : Northwest : Washington : West Coast Raven Had West Nile", *New York Times*, October 4, 2002.

49. Rogers, 개인적 대화.

50. M. Malkinson, 개인적 대화, 2002년 11월.

끝을 맺으며 | 사스와 그 이후

1. M. S. Smolinski, M. A. Hamburg, and J. Lederberg, eds., *Microbial Threats to Health : Emergence, Detection, and Response*(Washington, D. C. : National Academies Press, 2003), 245, 247.

2. David L. Heymann, testimony at Senate Committee on Health, Education, Labor, and Pensions hearing, "The Severe Acute Respiratory Syndrome (SARS) Threat", April 7, 2003.

3. K. W. Tsang et al., "A Cluster of Cases of Severe Acute Respiratory Syndrome in Hong Kong", *New England Journal of Medicine*, early on-line publication, April 2003 ; E. Rosenthal, "From China' s Provinces, a Crafty Germ Breaks Out", *New York Times*, April 27, 2003 ; D. G. McNeil Jr., "Disease' s Pioneer Is Mourned as a Victim", *New York Times*, April 8, 2003.

4. S. M. Poutanen et al., "Identification of Severe Acute Respiratory Syndrome in Canada", *New England Journal of Medicine*, early on-line publication, April 10, 2003.

5. E. Nakashima, "Vietnam Took Lead in Containing SARS; Decisiveness, Luck Credited", *Washington Post*, May 5, 2003, A01.

6. McNeil, "Disease's Pioneer Is Mourned" ; "China Pneumonia Toll Reaches Thirty-Four", BBC News, March 26, 2003.

7. E. Hitt, "Early Inklings about SARS", *Scientist*, March 24, 2003.

8. K. Bradsher, "Carrier of SARS Made Seven Flights before Treatment", *New York Times*, March 11, 2003.

9. World Health Organization, "WHO Issues a Global Alert about Cases of Atypical Pneumonia : Cases of Severe Respiratory Illness May Spread to Hospital Staff", press release, March 12, 2003.

10. World Health Organization, Communicable Disease Surveillance & Response(CSR), "Cumulative Number of Reported Probable Cases of Severe Acute Respiratory Syndrome(SARS) : From 1 November 2002 to 30 April 2003", April 30, 2003.

11. C. A. Donnelly et al., "Epidemiological Determinants of Spread of Causal Agent of Severe Acute Respiratory Syndrome in Hong Kong", *Lancet*, early on-line publication, May 7, 2003.

12. J. Storz and X. Lin, *Analysis of Viruses in Shipping Fever of Cattle : Emergence of Respiratory Coronaviruses : United States Animal Health Association 2000 Proceedings* (Richmond, Va. : United States Animal Health Association, 2000). 하지만 수송열의 주범은 파스투렐라 헤몰리티카Pasteurella haemolytica라는 세균이다.

13. X. M. Zhang et al., "Biological and Genetic Characterization of a Hemag-glutinating Coronavirus Isolated from a Diarrhoeic Child", *Journal of Medical Virology* 44, no. 2(1994) : 152~161.

14. World Health Organization, Update 64 : "Situation in Toronto; Detection of SARS-like Virus in Wild Animals", May 23, 2003 ; K. Bradsher with L. K. Altman, "Strain of SARS Is Found in 3 Animal Species in Asia", *New York Times*, May 24, 2003 ; S. Bhattacharya and D. MacKenzie, "Civet Cats Most Likely Source of SARS", New Scientist.com, May 23, 2003.

15. World Health Organization, Update 64 : "Situation in Toronto; Detection of SARS-like Virus in Wild Animals", May 23, 2003.

16. Robert A. Holt, Ph. D., 개인적 대화, 2003년 5월. 홀트는 사스바이러스의 염기 서열을 최초로 분석해낸 캐나다 마이클 스미스 유전체 과학센터의 수석 연

구원이다. 그는 내게 분석 결과 재조합(유전적 교환)이 일어난 증거는 없다고 말해주었다. 따라서 그 바이러스는 무작위 돌연변이를 통해 인체 감염 능력을 얻었을 것이다.

17. U. S. Congress, Office of Technology Assessment, *Impacts of Antibiotic-Resistant Bacteria*, OTA-H-629(Washington, D. C. : U. S. Government Printing Office, September 1995).

감사의 말

● ● ●

이 책이 나올 수 있도록 창의력과 열정을 발휘해 도와준 네이션 커밍스 재단의 전 회장 찰스 핼펀에게 감사를 드리고 싶다. 재단의 전 부회장인 헨리도 내가 그곳에서 프로그램을 맡았을 때 지치지 않는 열정과 새로운 착상으로 내게 힘을 불어넣어 주었다. 늘 열정적인 목소리로 응원해준 동료 엘비너 스콧에게도 감사한다. 또 재단의 이사진에게도 감사를 드리고 싶다. 특히 애덤 커밍스에게 고마움을 전한다.

인터뷰와 서신을 통해 도와주거나, 초고를 읽고 평해준 많은 연구자들에게도 감사한다. 그들은 이루 헤아릴 수 없는 조언과 제안과 수정을 해주었다. 그들의 노력 덕분에 복잡한 주제들을 이 여섯 편의 이야기로 옮길 수 있었다. 그래도 남아 있는 오류들은 전적으로 내 책임이다.

토니 맥마이클은 '들어가는 말' 부분에 가치 있는 조언을 해주었다. '광우병' 부분에서는 톰 손·데이비드 비·마르쿠스 도허·크리스틀 도넬리·피터 스텐트가, '에이즈' 장에서는 로버트 쿠퍼·빌 커민스·에리크 들라포르트·시언 에번스·베아트리체 한·마르틴 페테르,·장 크리스토퍼 비에가 많은 도움을 주었다. '살모넬라' 장에서는 프레더릭 앵걸로·캐런 플로리니·신시아 홀리·매러 비접스·패트릭 월·린다 워드가 이루 헤아릴 수 없는 도움을 주었고, '라임병' 장에서는 린다와 존 베클리 부부·제프 던버·리처드 오스트펠드·세라 랜돌프·테드 스타일스가 도와주었다. '한타바이러스' 장은 제임스 치크·그리시노 메이어·벤 무네타·로버트 파멘터·스티브 스턴버그·론 부어히스가 도와주었고, '웨스트나일바이러스' 장은 존 채로스·조너선 데이, 트레이스 맥너머러·메르틴 말킨손·밥 퍼셀·존 래폴·조슈아 로빈·스티브 위어스머가 많은 도움을 주었다.

대화를 통해 생태학과 건강의 관계를 밝히는 데 도움을 준 학자들에게도 감사한다. 알론소 아귀레, 피터 대스잭, 짐 엘스, 폴 엡스타인, 그레첸 코프먼, 스튜어트 레비, 마이클 매캘리, 테드 매시마, 스티브 오소프스키, 조너선 패츠, 메리 펄, 마크 포크래스, 개리 태버가 그들이다.

나는 평생 동안 다감하고 실력 있는 스승들을 모시는 축복을 누려왔다. 토머스 콘슬러는 내가 일곱 살 때 꿀벌 기르는 법을 인내심을 가지고 가르쳐주었다. 그 경험 덕에 나는 과학에 흥미를 갖게 되었다. 기번스 홀의 허튼 부인과 조지프 랠리는 내가 가장 누군가를 필요로 할 때 격려를 해주었다. 그리고 론 브롬리, 척 카터, 독 엠블러, 팝 홀랜즈워스, 존 타일러는 내가 애슈빌 학교를 다닐 때 내 삶에 큰 영향을 미쳤다. 데렉 사티는 자연과학이 표현 예술만큼이나 예술적 영감을 줄 수 있다는 것을 가르쳐주었다. 제레미 돌은 내가 본격적으로 글을 쓰도록 해주었으며, 조지 아치볼드는 거의 20여 년 동안 내 일을 격려해주었다. 셰일 모팻, 데이비드 셔먼, 알 솔로드, 칩 스템은 수의대 시절 격려와 지원을 아끼지 않았다. 또 마이클 러너와 스콧 맥베이에게도 많은 것을 배웠다. 고인이 된 프랭클린 로는 영감을 주는 스승이었다.

프리츠 폰 클라인은 늘 우정과 격려를 아끼지 않았다. 오랜 세월 사랑과 격려와 지원을 해준 테리 월렌에게 특히 감사한다. 그리고 글쓰기를 격려해준 르네 애스킨스, 이언 볼드윈, 리처드 브롬필드, 수 칼슨, 리사 드루, 피터 에디, 팀 코쳄스, 팸 매코믹, 조니 프래디드, 메리 수초위키, 로리 터커를 비롯한 많은 사람들에게도 감사한다. 킴 엘먼은 오랜 세월 가치를 따질 수 없는 조언과 도움을 주었다. 또 찰스와 에스터 크루핀 부부에게도 감사를 드린다.

언론을 배우는 학생들뿐 아니라 그것을 가르치고 실천하는 교수진에게 대단히 생산적이고 풍성한 분위기를 조성해준 사우스플로리다 대학의 언론매체학과 동료들에게도 감사한다.

시어워터 북스 / 아일랜드 출판사의 편집장 조너선 코브는 원고를 읽을 때마다 꼼꼼하게 수정을 해주었다. 언어에 대한 한결같은 애정과 과학에 대한 깊은 이해력이 결합된 덕에 그는 분석력, 직관력, 상상력을 겸비한 편집자가 되었다. 팻 해리스는 놀라운 명석함과 열정과 정확성으로 이 책을 정리해주었다. 이 책을 구상할 때 격려해준 아일랜드 출판사 회장 척 새빗에게도 감사한다. 하버드 의대 프랜시스 카운트웨이 의학 도서관의 톰 브루노는 문헌을 찾는 데 많은 도움을 주었다.

그 밖에도 많은 사람들이 이 책과 내 삶에 많은 도움을 주었다. 늘 곁에서 사랑을 느끼게 해준 노엘, 윌리엄, 애너에게도 고맙다고 말하고 싶다.

옮기고 나서 ■

● ● ●

　　매일 언론을 장식하는 광우병이나 조류 독감 소식을 듣고
있으면 지금을 전염병의 시대라고 불러도 조금도 이상하지 않을 것
같다. 그냥 한 지역이나 한 대륙에서 퍼지는 전염병이나 유행병의
수준을 넘어서 지구 전체를 휩쓰는 유행병을 뜻하는 판데믹pande-
mic이라는 용어가 우리의 현실이 되어 있음을 실감하게 된다.

　　그렇다고 우리 바로 옆에서 사람들이 죽어나가는 일은 벌어지
지 않고 있다. 그것은 누가 뭐래도 평상시에는 할 일 없이 논다고
괄시받으며 인력 감축의 회오리에 시달리곤 하는 방역 분야 종사자
들의 노고 덕분이다. 그들이 조류 독감이 발생하자마자 수십, 수백
만 마리의 닭과 오리를 생매장시키고 출입을 엄격히 통제하고, 한
국가에서 심각한 전염병이 발생하면 여행을 자제시키고 물품의 수
입을 중단하는 등 적극적인 조치를 취하는 덕분에, 우리는 중세를

휩쓴 흑사병보다 더한 전염병이 임박했다는 소식을 거의 날마다 들으면서도 무사태평하게 지낼 수 있다. 물론 정치 경제 사회 문화적인 갖가지 이유로 그런 조치를 무력화하거나 무위로 만들려는 시도가 종종 이루어지곤 하지만.

이 책의 저자는 최근 들어 빈발하는 대규모 전염병들이 인간의 자연 파괴 행위에서 비롯된 것이라고 말하고 있다. 인간이 숲을 없애고, 생물들 간의 균형을 교란하고, 지구 온난화를 일으키고, 세계를 돌아다니며 각지의 토착 생물들을 뒤섞고, 항생제를 남용하고, 초식동물에게 고기를 먹이는 등 온갖 자연 파괴 행위를 저지름으로써, 새로운 전염병들이 생기고 위세가 강화되었다는 것이다.

저자는 여섯 가지 전염병의 발생과 전파 양상을 설명하면서 그것들이 자연 교란 행위와 어떤 관련이 있는지 밝히고 있다. 그리고 전염병의 피해를 직접 겪은 사람들과 그것을 막으려 애쓰는 사람들의 목소리를 들려줌으로써, 이런 전염병들이 쉽게 없어지지 않으리라는 것을 깨닫게 한다.

이미 전 세계에 인간의 손이 미치지 않는 곳은 거의 없다. 인간은 각지에 새로운 질병을 전파하며 새로운 질병 매개체의 진화를 유도한다. 시시각각 전 세계를 돌아다니는 수많은 사람과 물건은 그 새로운 병원체를 각지로 전파하는 역할을 한다. 따라서 어떤 전염병이 어디에서 어떤 원인으로 발생했는지를 밝혀내기가 어려울 때가 종종 있으며, 이미 전 세계로 퍼진 뒤에야 발병했음을 알아차리는 사례도 있다. 철새를 통한 이동처럼 인간이 통제하기 어려운 경로로 전파되는 일도 있다.

　문제는 전염병의 발생 원인이다. 저자는 우리에게 경고한다. 자연 파괴 행위를 중단하지 않는 한 우리의 삶은 계속 위험에 빠져 있을 것이라고. 인류는 자연계에서 떨어져 나와 자연을 마음대로 좌지우지하는 위치에 올라섰다고 자부하지만, 이 책은 그런 주장이 환상에 불과하다고 말한다. 최근 등장해 위세를 떨치고 있는 새로운 전염병들이 바로 그 증거라는 것이다. 새롭게 등장하거나 범위를 넓혀가고 있는 전염병들은 자연을 무시하고 파괴할 때 어떤 일이 닥칠지 우리에게 경고하고 있다. 아무리 발버둥쳐도 인간은 여전히 자연의 일부라고 말이다.

　이 책에 실린 광우병, 에이즈 등 여섯 가지 질병은 인간의 환경 파괴와 자연 교란이 빚어낸 산물들이다. 지금 전국을 떠들썩하게 만들고 있는 광우병은 초식동물인 소에게 동물로 만든 사료를 먹여 먹이 사슬을 교란함으로써 빚어진 인위적인 재해다. 에이즈도 마찬가지다. 인간이 자연림을 파괴하지 않았더라면, 에이즈는 그저 원숭이들만의 풍토병으로 남아 있었을지 모른다. 그 밖의 다른 질병들도 인간의 자연 파괴 행위 때문에 확산되고 심각해져왔다.

　그래서 저자는 말한다. 자연과 생물 다양성을 복원해 생물들 사이의 균형을 회복하는 것이 해결책이라고. 하지만 환경과 관련된 문제들이 으레 그렇듯이, 이 해결책 역시 말은 쉽지만 실천하기는 쉽지 않아 보인다. 무엇보다 우리는 여전히 자연을 잘 알지 못하기 때문이다. 광우병이 그렇고 조류 독감이 그렇듯이, 자연은 우리가 미처 예상하지 못한 방식으로 우리의 잘못을 깨닫게 한다. 게다가 우리는 뒤늦게 대책을 세우겠다고 수선을 피우다가 시간이 지나면 익숙해져서 흐지부지 넘어가곤 한다.

저자는 최근 들어 새로운 양상을 띠고 있는 대규모 전염병들을 에코데믹ecodemic, 즉 생태병·환경전염병으로 부르자고 한다. 이 명칭은 별 호응을 얻지 못하고 있지만, 거기에는 여러 의미가 담겨 있다. 적어도 우리가 지금처럼 환경 파괴를 계속하는 한, 광우병과 조류 독감보다 더한 전염병도 얼마든지 나타날 수 있음을 시사한다. 저자는 끝을 맺으면서 당시 유행하기 시작한 사스 이야기를 했다. 사스는 집중적인 방제 활동 덕분에 지금은 소강 상태에 있다. 하지만 그 대신 최근 몇 년 사이에 새로운 형태의 조류 독감이 등장하여 맹위를 떨치고 있다. 그 다음에는 어떤 전염병이 등장할까? 우리는 언제 터질지 모르는 폭탄 위에서 가슴을 졸이며 살아가는 셈이다.

찾아보기

r 전략(가) 17~19, 24
SIV → 원숭이면역결핍바이러스
TSE → 전염성해면상뇌증
vCJD → 변종 크로이츠펠트-야코프병

에코데믹, 끝나지 않는 전염병

초판 1쇄 발행 2020년 7월 20일
초판 3쇄 발행 2022년 11월 10일

지은이 마크 제롬 월터스
옮긴이 이한음

펴낸이 김현태
펴낸곳 책세상
등 록 1975년 5월 21일 제2017-000226호
주 소 서울시 마포구 잔다리로 62-1, 3층(04031)
전 화 02-704-1251
팩 스 02-719-1258
이메일 editor@chaeksesang.com
광고·제휴 문의 creator@chaeksesang.com
홈페이지 chaeksesang.com
페이스북 /chaeksesang **트위터** @chaeksesang
인스타그램 @chaeksesang **네이버포스트** bkworldpub

ISBN 979-11-5931-512-1 03510